U0386184

当代世界学术名著·心理学系列

主编 李绍昆

卡尔·罗杰斯
论会心团体

Carl Rogers on
Encounter Groups

[美] 卡尔·R·罗杰斯 / 著
Carl R. Rogers

张宝蕊 / 译

中国人民大学出版社
·北京·

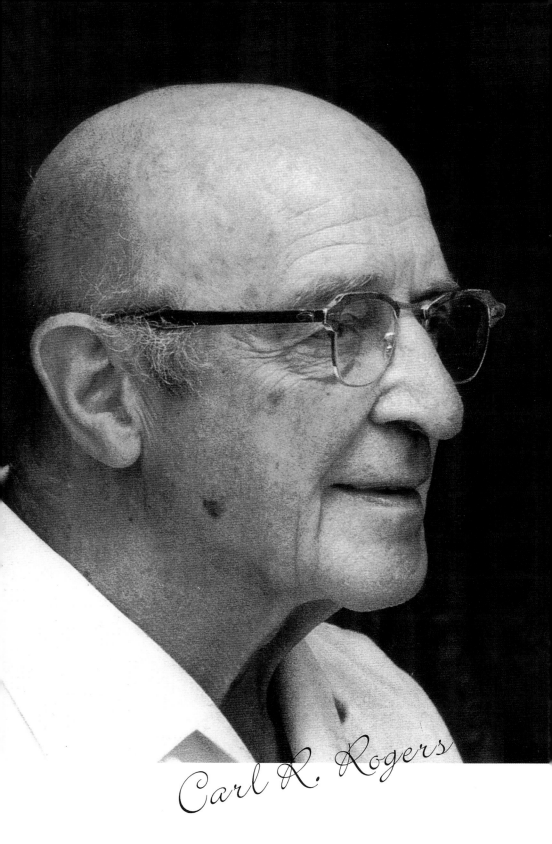

Carl R. Rogers

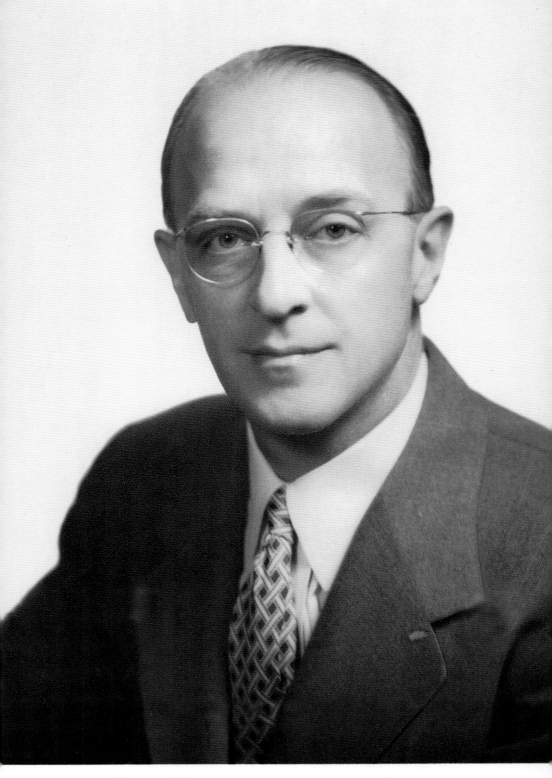

"这个世界将是更人性的，也将是更人道的。"

"当代世界学术名著"
出版说明

中华民族历来有海纳百川的宽阔胸怀，她在创造灿烂文明的同时，不断吸纳整个人类文明的精华，滋养、壮大和发展自己。当前，全球化使得人类文明之间的相互交流和影响进一步加强，互动效应更为明显。以世界眼光和开放的视野，引介世界各国的优秀哲学社会科学的前沿成果，服务于我国的社会主义现代化建设，服务于我国的科教兴国战略，是新中国出版工作的优良传统，也是中国当代出版工作者的重要使命。

我社历来注重对国外哲学社会科学成果的译介工作，所出版的"经济科学译丛"、"工商管理经典译丛"等系列译丛受到社会广泛欢迎。这些译丛多侧重于西方经典性教材，本套丛书则旨在迻译国外当代学术名著。所谓"当代"，我们一般指近几十年发表的著作；所谓"名著"，是指这些著作在该领域产生巨大影响并被各类文献反复引用，成为研究者的必读著作。这套丛书拟按学科划分为若干个子系列，经过不断的筛选和积累，将成为当代的"汉译世界学术名著丛书"，成为读书人的精神殿堂。

由于所选著作距今时日较短，未经历史的充分淘洗，加之判断标准的见仁见智，以及我们选择眼光的局限，这项工作肯定难以尽如人意。我们期待着海内外学界积极参与，并对我们的工作提出宝贵的意见和建议。我们深信，经过学界同仁和出版者的共同努力，这套丛书必将日臻完善。

中国人民大学出版社

总　序

　　20世纪是科学的天下，而心理学更是从哲学卓然独立自主了。20世纪初叶，在冯特（W. Wundt，1832—1920）和弗洛伊德（S. Freud，1856—1939）的倡导下，科学心理学诞生了，有人称之为西方心理学的第一势力。20世纪中叶，在华生（J. B. Watson，1878—1958）和斯金纳（B. F. Skinner，1904—1990）的鼓吹下，行为主义心理学开花结果了，有人称之为西方心理学的第二势力。第二次世界大战之后，经历了朝越两次战争，美国在心理上失去了信心，开始向欧洲和亚洲寻找人文典范，罗杰斯（Carl Rogers，1902—1987）和罗洛·梅（Rollo May，1909—1994）开创了人本心理学，有人称之为第三势力。20世纪70年代以后，在马斯洛（A. Maslow，1908—1970）和沈娥（June Singer，1918—2004）启发之下，人本心理学与精神心理学合流了，有人称之为心理学的第四势力。

　　中国的心理学界跟着西方的主流亦步亦趋，因而对第一和第二势力的专著翻译有如雨后春笋，而对第三和第四势力作品的译介则有如凤毛麟角。有鉴于此，我们就想把翻译的主要对象限制在后者之内，但也欢迎其他的经典作品以及超越于第三、第四势力之外的名著。

　　当代的"心理学名著"绝不局限于美国。我们计划在今后若干年内再挑选出25部作品，挑选标准是这些作品在心理学界"产生巨大影响并被各类文献反复引用，成为研究者的必读著作"。只因所知有限，而且眼光不足，因此诚恳地欢迎同行的专家和广大的读者群，给我们提供一些"名著",以便纳入我们今后翻译的新书目之中。

最后,我要节录三段当代心理学家的名言来作本序的结束:

罗杰斯是中国文化的知音,他曾两次访问中国,而对未来的人类抱着最大的也最乐观的看法。他从人本心理学出发,不但描绘了明天世界的轮廓,更刻画了明天人类的特质。他说:

> 这个新世界将是更人性的,也将是更人道的。它将探索并发展人心与精神的甘美和潜能。它将制作更完整更完善的个体。它将成为一个更尊重个人的世界,它将更珍惜这最宝贵的资源。它将成为一个更自然的世界,一个对自然更爱护更尊重的世界。它将发展一种更具人性的科学,一种奠基在新观念上的而又不太僵硬的科学。新世界的科技将以增进人类和自然的和谐为目的,而不是助长对它们的剥削。由于个人感受到自己有权、有能、有自由,新世界将得到创造性的解放。

> 科学改革的风、社会改革的风以及文化改革的风,都在强烈地吹起了。这些风会将我们卷起,吹向那明天的新世界,就是那刚才描述过的新世界。这新世界的中心就是我描述的那一群明天的人类。

> 这就是以人为中心的未来的电影剧本。我们可以选择,至于我们选择与否,它似乎已在顽强地改变着我们的文化。这些改变正朝着人性化的方面迈进。[①]

马斯洛则与老庄神交。他在其两部名著《科学的心理学》及《人性的远征》里都曾讨论了"道家的客观性"。他认为,传统的客观性和道家的客观性有本质上的差异。他说:

> 客观性在传统的观念上指的是早期学术界对事物的科学处理以及他们对无生物的研究。当我们观察外界的事物时,排除了个人的愿望、恐惧和希望时,我们自以为客观;当我们将自己可疑

---

① 转引自李绍昆:《美国的心理学界》,76~77页,北京,商务印书馆,2000。

的愿望以及超自然的神明也排除了，我们仍旧自以为很客观。这就是我们现代科学之所以能跨出的一大步。

上个世纪不能想象的，今日的有生物更倾向于较好的健康，较好的成长以及较大的成功。总的来讲，这是反权威，这是反控制。在我看来，这简直在向道家的观点之核心推进，不仅在当今的环保学研究上以及人种学研究上我们减少了干涉和控制；而且，在人的尊严上，也表示信任儿童自己个人的感受，去追求更大的成长和自我实现。这就是说，我们要重视的是"自然自在"，是"自动自发"，而不是事先预测，更不是外在掌控。①

沈娥更是世界文化的鼓吹者。她的著作涵盖了欧洲的哲学、美国的科学以及东方的宗教学。她引述了怀德海的言论，也转述了艾里斯的性说，更认同了德日进（P. T. deChardin）的进化新论。她说：

哲学家怀德海（Alfred Whitehead）尝说："我们对中国的艺术、文学与人生哲学知道愈多，就会愈羡慕这个文化所达到的高度。……从历史的绵延与影响的广度来看，中国的文明是世界上自古以来最伟大的文明。"

心理学家艾里斯（Hodelock Ellis）则说："性的科学，也有人叫做性学，和医科的其他学科不同，就是它的范围很难确定。它的边疆没有一定的界石。从它的中心射出了许多光芒，光芒所至不但是医科的各部门，甚至达到了和医学不相干的学术领域。它实在和全人类的文化有关系。顺着这道光芒走，我们会接触到许多传统的思想和习惯，而道德和宗教也可以影响它。"②

最后，沈娥引用了曾在北京和天津工作过的德日进神父的名言。他说："有一天，在我们能御风浪，能止潮汐，能阻吸力之后，我们就会向爱之活力的上帝进攻。于是，世界历史将开启第二纪元，人已

---

① 转引自李绍昆：《美国的心理学界》，125 页。
② 同上书，142～143 页。

找到了火焰。"①

亲爱的读者，我们诚恳地希望，借着这个"当代世界学术名著·心理学系列"，你会更加珍惜人类精神文明的优异成果；你既可从中发现善性的活力，更能感受人性的温暖和神性的光芒；你就会"为天地立心，为生民立命，为往圣继绝学，为万世开太平"！

李绍昆

2004－06－01

于武汉南湖之北

---

① 转引自李绍昆：《美国的心理学界》，143 页。

目　录

目 录

前　言

　　多年以来，我做心理辅导与治疗的主要对象是"个人"，但是大约在35年以前，我就体验过团体对一个人态度及行为改变的影响，从那时起，我就对团体治疗产生了兴趣。在最近的七八年，它成为我最主要的两项重点工作之一；另一项重点工作，是我对于教育机构需要有更多自由的关注。

　　近几年来，我开始写文章，并在各地推广会心团体的经验。许多人问我有关的问题，例如在团体中会发生什么，我的进行方式，以及会心团体运动所产生的作用。

　　因此，我决定将我所发表的文章、演讲及一些新数据结集起来出版这本书，以便让我对这项发展得如火如荼的新运动做充分的分析及说明。

　　与我最近出的书相比，这本书只是个人的见解，它并非是学术性研究报告，也没有对会心团体进行有深度的心理或社会角度的分析，它甚至不对其未来的发展做什么猜测。这本书是我个人的生活经验，是一些活生生的人在生活中挣扎的见证。我希望这本书能将我对"强化团体经验"这个在当代令人兴奋的发展的体会与理解，充分地传递给读者。我希望你看完本书之后，对会心团体是什么以及它有什么意义有些认识。

第一章 "团体"发展的起源及范围

这个标题似乎很怪异。很明显，只要这个星球上有人活着，无论是过去或是未来，都会有团体。在这儿，我特别要谈的是"强化团体经验"（intensive group experience）。依我来看，这种强化团体是20世纪发展最快速的社会发明，或许也是最有影响力的。它有许多名字，其中最为普通的就是训练团体、会心团体以及敏感训练团体。有时候这种为大众所知的团体是人际关系实验室、领袖训练班或教育/辅导专题工作坊。

这种团体之所以值得我们做心理学方面的研究，是因为它完全是建成组织（establishment）之外的产物。当然，到目前为止，许多大学对此种运动仍嗤之以鼻。直至两三年前，各种政府机构及基金会还不太愿意对这方面的研究工作给予经济支持，许多专业人员也对此抱持冷淡的态度。尽管面对这些反对的压力，这个运动仍然快速发展并且遍地开花。现在，全国各地及各种现代化机构中，都有此种团体的活动。很显然，它对这个社会有隐喻性的影响。本章的目的之一，就是去探讨一下它如此快速发展的原因。

这种团体活动在不同的情境下，如在实业、大学、教会、政府的各种组织、教育机构、感化院等皆产生作用。参与这种活动的人各种各样，有大公司的总裁，也有不良行为的青少年；有大学教授，也有心理辅导员及治疗师；有夫妻，有辍学的学生；有父母、孩子、药物上瘾者、犯人、护士、老师，甚至有在国家税务局工作的人。

从地理位置来说，它从缅因州的伯瑟尔（Bethel）到加州的圣地

亚哥（San Diego），从西雅图（Seattle）到棕榈海岸（Palm Beach），
它遍及各地。除此之外，这种强化团体还被许多国家引用，如英国、
法国、荷兰、澳大利亚及日本。

起源

1947年，科特·勒温（Kurt Lewin），一位在麻省理工学院工作
的著名心理学家，与他的同事及学生意识到人们在现代社会中过分忽
略了人际关系的教育，因而研发了此种团体技术。同年，在勒温辞世
后不久，这个被称做T团体的组织（T表示训练），就在缅因州的伯
瑟尔成立了。那些曾经与勒温共事的人，继续在麻省理工学院发展这
种团体，之后，就扩张到密歇根大学。渐渐地，伯瑟尔的团体声名远
播，进而就在首都华盛顿成立了"国家训练实验室"（NTL，Nation-
al Training Laboratories）。自此之后，这个事业就稳步成长，直到今
日。这个国家训练实验室最早训练实业界的经理及负责人，因为他们
可以付出昂贵的费用。

这种训练团体将重点放在人际交往的技术培训上，讲师教导学员
观察人与人之间互动的特质以及团体学员来往的过程。如此，学员才
能更了解自己在团体中、在工作上与别人的关系，以及对他人所发生
的影响，这样才能提高自己面对并解决人际困难的能力。

在实业以及其他职场的团体训练中，人们注意到参加的学员在这
个充满信任及关怀的团体中，有很多深刻的变化。

在"训练团体"发展的同时，在芝加哥大学也有另一个"强化团
体"正在发芽。1946年至1947年，第二次世界大战刚刚结束，我和
同事们负责为退役军人管理处训练一批心理辅导员。我们被要求研发
一个短期而密集的课程，来强化对他们的训练。这些学员都有硕士学
位，目的就是借此课程使他们能更有效地做心理辅导工作。我们认为
没有任何纯理论的教材能达到这个要求，因此我们尝试用"强化团
体"的方式。我们与学员每天相聚数小时，在这段时间内，我们一起
互动。在我们的互动中，他们学习如何更能意识到自己在辅导过程中

的自我贬抑态度，并在互助中学习如何与他人有效交往。这些活动对他们未来的辅导工作可能都会有帮助。这个团体活动的过程，是希望将理论及实践结合起来，以便对个人产生更有效的治疗。这个团体为学员们提供了许多深刻而有意义的经验。在后续的一系列辅导员训练中，它非常成功。从此，这种训练方式就在以后所举办的夏天讲习班中被沿用下来。

我们这个芝加哥大学的强化团体本无意继续下去，在这儿特别提出这一点，是因为它后来成为整个强化团体运动的主要基础元素。芝加哥大学的强化团体，主要就是帮助个人成长以及人际关系的互动与沟通。与伯瑟尔的团体训练比较，它更注重经验及治疗的导向。这些年来，经验及治疗的导向与纯粹强调人际关系技术的培训已融合在一起，而成为此运动发展的核心，这就是它能在整个国家带动起一股风气的原因。

总而言之，整个团体运动的背景，一方面是以勒温派的思想与完型心理学为基础，另一方面是建立在以人为中心的理论的运用上。近年来，它也糅入了许多不同流派的理论及影响。

不同的重点及形式

由于越来越多的人对强化团体产生兴趣并且也运用它，它开始迅速发展、传播及多元化，它被强调的重点也越来越广泛。在下面，我对它做一个简单的介绍，以帮助大家对它有一些认识：

T 团体（T-group）：上面已谈过，它原来的目的是帮助人们增进人际交往的技术，但是到了后来，它的运用范围变得更宽广了。

会心团体（基础会心团体）（encounter group or basic encounter group）：这种团体活动是借着实际上的体验，来促进个人的成长，并改进、发展人与人之间的交流关系。

敏感性训练团体（sensitivity training group）：与上面两种很相似。

任务导向团体（task-oriented group）：这种团体在实业上被广泛

运用，重点在于人际交往的关系。

感官觉察团体（sensory awareness groups）、肢体觉察团体（body awareness groups）、肢体运动团体（body movement groups）：正如其名，通过肢体的活动或自然的舞蹈及其他，一个人更能觉察、意识到自己在生理上的真实表达。

创造力讲习班（creativity workshops）：这种团体将重点放在创造性的表达上，通过多种艺术媒介，来释放个人的自然性及自由性。

组织发展团体（organizational development group）：这种团体以训练领袖为目的。

小组建立团体（team building group）：这种形式用在实业组织较多，为的是建立组织性较强、工作更有效率的小组。

完型（格式塔）团体（Gestalt group）：这种团体是以完型治疗为导向，重点集中在专业治疗师与个人的关系上，从诊断与治疗的角度进行团体活动。

心纳农团体（synanon group or "game"）：这种团体是由治疗药物上瘾的组织发展出来的，目的是用激烈的方式突破学员的自我防卫机制。

除了以上所说的这些团体外，尚有一些其他的团体，例如，由不熟识的人组合的陌生人团体；由同一单位的人（如工厂、教育或其他任何行业）组成的职员团体。另外，还有一种在较大的工作坊（workshops）或实验室内自然形成的各个不同的小团体，各自有其独特性。他们定期聚在工作坊内开展活动，例如听演讲等。此外，还有夫妻团体。在此团体中，夫妻怀着希望，一起学习一些增进彼此良好关系的方法。最近，还增加了一种家庭团体，这种团体由数个家庭聚在一起，父母向彼此或是他人的子女学习，而子女们则向父母学习。

6　　　至于在时间的长短方面，各个团体亦有所不同。多数团体是在一个周末，或是在一星期内，或是在数星期内完成训练。有些情况下，则是一星期见面一至二次。至于马拉松团体，它们一次相聚的时间是

24 小时或更长。①

共同点

有人会问，这么多不同的团体有何共同属性呢？对我而言，我认为它们都属于强化团体，有相似的外在特质，例如，它们都是小团体（8 至 18 人），没什么组织结构，自己有目标及方向。一般而言，当然也不全是，内容多半有一些理论知识教给学员。团体领导人的责任，仅是推动学员表达自己的感受和想法，无论是领导人还是学员，所注重的是团体中学员彼此的直接互动及其所表达的动力状态。我认为，有些特质是很容易分辨的。

团体的进行，虽然在不同的人、不同的团体运作之下，会有不同的应用规则，但实际上也有一些共同的"假设"存在。下面就是一点说明：

只要促动员（facilitator）② 能在团体中营造出一个在心理上觉得安全的气氛，人们自然就能自由地表达自己，并且会减少自卫心。

在这样一种心理上有安全感的气氛下，一个人就能对他人说出自己的感受及想法。

在一个能表达自己（无论是消极或积极的真正感受）、能互相信任的气氛中，一个人就能更进一步地接纳自己的全部——生理、心理及精神——当然也包括他的潜能。

只要一个人能减少自我防卫所造成的限制，那么他在态度行为、工作方法、管理过程及人际关系上，就有可能改变，而不会使他人觉得受到威胁。

在人与人交流的机会增加之际，每一个人都会更加了解别人

---

① 在过去我们或许提过"裸体马拉松"团体，在其中，团员可以脱掉自己的衣服，他们也因此受到了大家的关注。事实上，这种团体的经验却不及强化团体经验的千分之一。

② 有时候我们称之为团体领袖或训练员。我们在这里使用了"促动员"，本书的大部分都是用"促动员"这个名词。

对自己的看法，以及自己在人际关系上所产生的影响。

在这样一个自由及交流更多的情况下，新的主意、新的看法及新的视野就会出现。那么，改变就成为一种受欢迎的事，而非使人觉得有压力了。

一般而言，在团体内所学习到的这些经验，会暂时或永久地改变及转化我们与丈夫/妻子、子女、学生、下属、同事甚至领导的关系。

以上对团体经验的陈述，不太适合完型治疗团体及那些团体领袖较居主导地位的情况。

8 在这里，需要提到一个要件，就是团体领袖对团体的观念及行事风格对于团体的进行及体验有很大的影响。有意思的是，有人发现，在任何没有领袖的团体中，这些团体仅仅密集地相聚交流，也都会产生类似的结果。如此，我们可以说，团体的领袖或促动员对团体的看法，"可能"是造成团体差异的关键。

团体进行的过程

有关团体进行的过程，我将会在下一章详细说明。在这里，我只想稍稍对其做一般性的简短介绍。

由于这类团体的特质是没有任何组织，所以参加者所面对的最主要问题，是如何善用大家在一起的时间，无论是一星期 40 小时或更多，或是一个周末 18 小时。往往在一开始，大家都比较惊慌、焦虑、紧张及坐立不安；过了一段时间之后，每个人才能找出自己的定位，并且与自己、与他人交流。在担心害怕中，大家尝试着表达自己对他人的感受和对事物的态度。一开始，可以很明显地看出来，大家都戴着面具，表现出的是假象；而后，在过程中，真正的感受和想法才会出现。外在的硬壳及内在的真我，这二者的对比，在时间的流逝中越来越明显。一点一点地，真实的沟通才会建立起来。在这种情况下，原来将自己用墙隔离的人，才敢慢慢地分享一点真实的感受。首先，团体对这个人的态度及感受很难接受，但是令他惊讶的是，当他越来越真实的时候，别人也就越能接受他。尤其是消极的感受，例如要表达生气或嫉妒时，一个人会感到害怕，担心一般人很难接受这种情绪，但当他们仍然鼓起勇气去表达时，最常发生的现象是，一种信任的、温暖的相爱气氛会慢慢建立起来。有一个女士曾在聚会结束的星期天下午表示："如果任何人在星期五中午告诉我说，今天我会爱本团体内的每一个人，我一定会说他疯了。"团员会感觉到一种即便是与他的另一半或家人也未曾体验过的亲密与接近感，因为在这里，他们分享得更深，也更全面。

在这种团体中，每个人认识其他人的程度，远远超过任何一个社交或工作上的人际关系，他与内在的自己（一个试图隐藏在假面具之后的我）以及与其他团员有更深的相知。于是，他在团体中以及在以后的生活中，就能与别人交往得更好。

它为何发展得如此快速？

今天，你很难在美国找到一个没有团体经验的地方。一年以前，我在准备为西部的一个城市演讲时，我问负责人听众中有多少人有类似会心团体的经验，他说大约不足 1/3。但在现场时，在我简短地叙述了团体经验的特点后，大概有 3/4 的人举起了手。我想，在十年前恐怕要找出 50 个人都有困难。

更令人惊讶的是，使这种团体迅速发展的一个主要因素，竟是它完全无组织的自发性（spontaneity）。相反于右翼分子高喊的阴谋论，这个运动的发展是自发的，没有任何组织或团体在其后推动；没有任何财团或政府机构在其后做金钱上的支持。很多正统的心理学家或精神病学医生对其发展不屑一顾，但是它却充斥在教堂、大学、成长中心及实业中，这是人们的需要所驱使的。举个例子吧！我们的"学习人类中心"（Center for Studies of the Person）曾在夏天为团体促动员和领袖办过一个培训班，在此课程中，学员有机会两人一组在接下来的周末带领两个团体。为了让这几个团体能够形成，他们对住在圣地亚哥地区的居民发了通知，除此之外，没有做任何广告。参加者仅要交注册费及住宿费，没有任何学费，因为团体的领袖是实习生。一开始，我并不认为会有多少人来参加，因为我们并未做宣传。但出乎我意料，第一个周末的报名人数为 600 人，第二周末为 800 人。这个例子，可以说明人的基本需要会带来多么不可思议的力量。

那么，是什么原因使团体运动发展得这么快？为何有这么多人需要它？我认为有两个重要元素。第一，是因为我们所生活的文化越来越不重视人类存在的价值——只依靠社会安全卡号码（social security number）或是 IBM 公司员工卡来辨识人们的身份，这种否定个人特性的做法，存在于每个机构中；第二，人们越来越重视心理的需要。如果我们仅仅注意到下月的房租，我们就不会注意自己的寂寞。从我的经验来看，人们已经从对物质上的关心跳出来，而更在意自己的心理状况。

那么，是什么样的心理需要吸引人们进入会心团体呢？我相信是
11　人们对某一种东西的渴望，悲哀的是，这种东西无论是在工作环境中、教堂中、学校中还是大学中，甚至在家庭生活中都找不到，它是一种对真实而亲近关系的渴望。在这种关系中，任何感受与情绪都可以自由地表达出来，而不用担心与压抑；人们深层的经验——失望或决裂——可以分享出来而无需恐惧。也就是说，在这种关系中，人们可以冒险，可以不断地尝试，从而能被接受，如此一来，未来的成长才有可能。正是这种强大的渴望促使人们参加这种会心团体，他们希望在其中得到满足。

这种趋势所产生的惧怕

所有不同形式的强化团体经验，都受到了保守派及右翼分子的恶毒攻击。对他们而言，强化团体是一种"洗脑"与"思想控制"的形式，是一种共产党阴谋及纳粹计策。他们的指控是如此的荒谬可笑，并且自相矛盾。如果我们说，他们将强化团体看成是对我们国家的威胁，是一点都不过分的。

在这些攻击中，有一些报道在暗讽中作出了令人恐惧的结论，因

此国会议员拉里克（Rarick）将其记载于 1970 年 1 月 19 日的国会会议记录中，并且由狄克蒙二世（Ed Dieckmann Jr.）加上了一个令人惊恐的标题"国际敏感性——世界控制网络系统"。在较不引人注目的一栏，他们很有技巧地作了以下的报告：

> 在 1968 年 9 月 23 日，全国教育学会（NEA）过去的会长伊丽莎白·库兹（Elizabeth D. Koontz）……曾说："NEA 有一个多方面的计划，目的是解决市区学校的问题，它包括了每一个层面，为的是对老师及家长做一些包括敏感性训练的培训。"

> 下面她表达了这个计划的真正目标，是为了让整个群体组织变成"团体经验的巨大实验室"，成为像朝鲜、苏联一样的集体。

> 更令人醒觉的消息是，伊丽莎白·库兹，首位 NEA 黑人领袖、美国性教育与资讯委员会的知名董事、这个恶名昭彰的"美国性教育与资讯委员会"的成员，在今年的早些时候被尼克松总统任命为劳工部女性办事处的主任。

在遭受这种攻击的同时，我们必须记得，现在提供"敏感性训练"硕士学位的纽约大学，在去年的 2 月宣布这种团体经验是"强制的说服与洗脑"组织。类似情况也发生在加州的瑞地安斯（Redi-ands）大学，而它于今年夏天也会开始敏感性团体的训练。

另外一个右翼作家，艾伦·史丹（Alan Stang）在 1969 年 4 月 9 日的《新闻回顾》第 19 页询问他的读者："我们的老师们参加敏感性团体的训练，是不是为他们成为具有类似纳粹与所有社会主义特质的独裁控制者做准备？"另一篇由盖瑞·亚兰在《美国选择》上撰写的报道，题目是"恨的治疗法：敏感性训练为的是有计划的改变"。作者似乎非常确定，敏感性训练"现在在全国范围内被提倡，背后必有阴险的左翼势力在支持"。

这种报道、文章与说法，我可以继续列举下去而没完没了。对他们而言，敏感性训练团体、会心团体及其他任何形式的强化团体，对美国社会来说都是邪恶的组织。

詹姆斯·哈蒙（James Harmon）在一个很详细的记录研究①中，得出一个结论，那就是有很多证据显示，右翼分子有很强的权威性人格特质。他们的偏颇看法是认为：人，从其天性来看，基本是恶的。

13 我们所寻找的一种无人性势力，似乎是超过我们的力量所能控制的。他们所寻找的就是"敌人"，如此一来，他们就可以"恨"他。在以前，这个"敌人"就是那些巫师、恶魔、共产党员（记不记得麦卡锡?），现在则是性教育、敏感性训练、"非宗教性的人文主义"，以及其他的现代恶魔。

我自己的解释比较符合哈蒙的第二个结论。用我的话来说就是："会心团体"能促使人更加独立，更开放地感受，更愿意改革创新，更反对组织僵化。在这里，我认为如果一个人害怕改变，那么他就会害怕参加会心团体，因为会心团体促成建设性的变化，下面的各个篇章中有很具体的证据显示这一点。因此，任何人反对改变，就会很坚决地、甚至采取暴力的方法来反对任何强化团体的经验。

结论
在这一章里，我努力对现在可观察到的强化团体的发展历史及形式、侧重点和作用，作了一个简短的介绍；我也尝试着说明了其人性化的特质，及它会发展得如此迅速的理由。我对有人之所以持反对立场，也谈了一些看法。或许现在我们可以对这些团体内发生的事情，做进一步的探讨。

---

① 即哈蒙于 1965 年 5 月为人类行为讲习会所写但并未发表的文章《右翼分子对强化团体经验批判的意识形态》。

第二章　会心团体的进行过程[①]

在会心团体内到底发生了什么？有许多听过参加此活动的学员的
经验分享的人，以及那些想要参加此团体的人，常常问这个问题。当
我去了解这种团体经验的共同要素时，我对这个问题也产生了兴趣。
现在我对这种团体的模式或阶段，多少有一点概念，在此，我会尽我
所能地谈一谈我的看法。

我的看法自然而简单，我不想架构出一个高水平的学术理论[②]，
也不想对团体的动力或潜意识的动机，做深度的诠释。你找不到我将

任何团体神化，或团员如何互相依赖或反依赖的说法，因为这类话令
我不舒服。到现在，鉴于目前对团体的了解，在这里我只能谈一谈我
所观察到的一些具体事件。这些具体事件，都是根据现有的团体活动
的相关记录资料、学员的经验分享以及团体之间互动录音等材料整理
出来的。

在我对已进行了 20、40、60 甚至更多时数的团体互动的复杂性
进行思考时，我看到了其发展的一定模式。这些模式有时发生在团体

---

① 这一章的材料大部分出自于 J. F. T. Bugenfal 所写的一本书《人本心理学》（New
York：Mc Gnaw Hill Book Company，1967）之中的一章缩短篇，并且也在《今日心理学》
杂志的第三卷，第 7 号，1969 年 12 月出版。

② Jack 和 Lorraine 花了很长时间分析信任的发展是团体过程的主要理论；对团体过
程的理论研究方面很有贡献的，还有 Chris Qrgyris、Kenneth Benne、Warren Bennis、Rob-
ert Blake、Dorwin Cartwright、Mattew Miles，其他的一些参考书有下列几本：

《T 团体理论与实验室方法》，（T-Group Theory and Laboratory Method）由 Bradford
Gibb 及 Benne 编（New York：John Wiley & Sons，1964）；

《改变的计划》，（The Planning of Change）由 Benne、Bennes 及 Chin 编（New York：
Holt，Rinehant & Winston，1961）；

《人际间的动力》，（Interpersonal Dynamics）由 Bennis、Schein、Berlew 和 Steele
（Homewood，Ill：The Dorsey Press，1964）编。

的初期，有时是后期，没有一个明显的规律。至于什么先呈现，什么后呈现，这完全根据不同团体之间的互动而定。但是，就像不同的绣毯虽然多样，但一定有某一些证据表明一个团体进行的某个程序先于另一个发生。下面我要将我看到的一些程序模式，根据录音带以及个人报告材料，简单地依其进行的次序来说明。

1. 无目的漫游

当团体领袖或促动员在一开始就对大家表示，每个人都有非比寻常的自由，他不会对任何人负有任何指导的责任时，大家会有一段时间觉得困惑、挫折及保持古怪的沉默，彼此之间的互动是很礼貌的、也是表象的。于是我们开始意识到"除非我们做点什么，这里没有任何组织，我们不知道目标，彼此也不认识，而我们又承诺有一段相当长的时间要待在一起"。在这种情形下感到困惑挫折是很自然的。更令旁观者惊讶的是，彼此之间缺少真诚表达。当 A 表达一个方案或看法时，B 却完全无动于衷，而是提出另一个完全不相干的想法，就好像他从来没有听到 A 说什么。此时也许有人会建议，例如，"我想我们应该彼此介绍一下"。这可能会将大家带入持续好几个小时看起来很热烈的讨论，但实际上大家暗地里所关心的是："什么人能告诉我们做些什么？谁应该对我们负责？这个团体的目标是什么？"

2. 对自我表达或探索的抗拒

在漫游阶段，有些人喜欢表达自我，这在许多人中造成了冲突的反应。有一个学员事后写到：

> 我有两个我（self），一个是我向外界所展示的，但另一个却隐藏在我内心。对他人，我试着呈现为能干、有知识、平静及没有问题的人；为了表达这一面，我常显出很假、很肤浅或非真正的我。我不会说出一些会使别人看出我有缺点的想法。

> 然而，相反地，内在的我却常常对自己产生怀疑，如此，我的自我价值就会随着别人对我的反应而改变。有时候，这个隐私的我常常觉得毫无价值。

在团体内，在学员彼此之间，也有只表达"公开的我"的倾向，只有在害怕、冲突中，人们才能慢慢地将"隐私的我"表现出来。

在强化团体的初期，学员被要求以匿名方式将自己的一些不愿公开的感受写在一张纸上。有一个人写到："我不太容易与人交往。我戴着一个穿不透的面具，没有什么东西可以进入我心中来伤害我，当然也没有什么东西可以从我心中飞出去。由于我压抑了太多的情绪，所以我已近于冷漠。我并不快乐，但却不知道该怎么办。"很清楚，这个人住在囚牢中，但只有在这个不表达身份的情况下，他才能说出自己的情况，否则他还不敢求救呢！

在近日的一个讲习班上，当有一个人开始分享他与妻子所碰到的困难时，立即有另一个成员对他说："你真的要谈这个吗？或者你是因为被团体误导而进入了这个你原不想碰到的深层问题？你怎么知道这个团体值得信赖？你决定不告诉你妻子你到底说了什么，或是当你回家告诉她你向大家分享了什么之后，你会有什么感觉？说太多了不安全呀！"从这个人所说的话中，我们可以看出，他在对团体不信赖的同时，也不敢表达自己。

3. 对过去感受的描述

纵然对团体仍然有不信任，暴露自己也会有冒险性，但渐渐地，分享自己对过去生活的感受，已在团体中占有较大的部分了。例如有一个工厂的领导，谈到了他对某些情况的挫折感，而一位家庭主妇则说到她与孩子的问题。一份录音记录显示，一位天主教修女在一个一周讲习会刚开始时，非常理性地谈论她自以为已经"过去"了的气愤：

比尔：修女，当你生气时会发生什么？或者你不会生气？

修女：当然，我当然会生气，当我生气时，我几乎……你知道，那种会令我讨厌的人，似乎通常是那些对别人没有感觉的人——现在我们大学的院长就是这种人。她是一个具有攻击性的人，她认为只有她自己才知道学校的校规应该如何制定与执行，她常使我情绪沸腾到 G 点，这表示我生气。但是之后，我发现……

促动员：但是什么？你做了什么？

18　　**修女：**我发现当我在这种情形下，我或者提高嗓门，或是拒绝回答……

好啊！这就是她呀！……我从来就没有发过脾气。

裴：你只是退缩……吵了也没有用。

促动员：你说你提高嗓门，是对她还是对其他人？

修女：不对他人，是对她。

这是一个典型的描述发生在现在而当事人却用"过去时"的态度来讲述感受的例子，听的人可以知道事情仍未过去，但她却以为过去了。

4. 消极感受的表达

能在"此时此地"面对其他团员或团体领袖表达真实的感受很有意思，但这种感受往往是消极的。有一位女士拒绝将自己的生活背景及身份向大家透露，因为她希望大家只认识现在的她。立即有一位男士强烈地攻击她，并对她的看法很生气，因为她不仅不与大家合作，而且与他人保持很大的距离。这就是一个很具体的例子。

团体领袖往往也会因为没有给予适当的引导而受到攻击。有一份录音记录表现出这一点。这是一群行为有偏差的青少年所组成的团体。有一个团员对团体领袖大吼："你必须从一开始就要控制住我们，否则我们会爬到你头上。你比我们年长，所以你必须让我们知道这里有规矩，这是老师的职责。如果老师不这么做，我们就会制造许多麻烦而一事无成。（此时，他指着两个在地上扭打的人，接着说）把他们赶出去，你必须命令我们守规矩。"[1]

19　　另一个情况出现在一个成人团体中。有一个人因他人说话太多而不高兴，他将他的不高兴发泄在团体领袖身上："我不明白你为何不

---

[1]　T. Gordon：《团体中心领袖》（*Group-Centered Leadership*），214 页，Boston：Houghton Mifflin & Co.，1955。

叫他住嘴。如果是我的话，我会将杰瑞德赶出去。我比较权威，我会告诉他，他说得太多，他必须离开。我认为团体讨论应该由一个较有魄力的人来带领，对那些不断打断团体讨论的成员，他会对他们严厉表态。"[1]

为什么最先表达的感受会是负面的？有些人猜测，一是因为这种表达可以对团体的自由及可信任度作一个测试："这里真是一个我可以自由说出积极或消极想法的地方吗？"另一个不同的观点是，表达正面的感受比负面的更难与更危险。如果我告诉你说我爱你，那么，我就很容易受到伤害，因为我打开了心扉，而你却可能会拒绝我；如果我告诉你说我恨你，我至少可以防卫你的攻击。无论何种原因，在团体中最先表达出的"当下"感受就是消极的。

5. 对个人有意义资料的探索与表达

似乎很令人困惑的事发生了。一旦消极感受被表达出来之后，有些人就会很自然地在团体中开始真实表现出自己来。之所以会这样，我想是因为有人意识到这是他的团体，他可以帮助它，使它成为他所希望的那样。同时，他也体会到当他说出了自己的消极感受时，这个感受或被接受，或是引起他人的共鸣，并没有任何他所害怕与担心的灾难发生。他意识到，他这样做虽然有一些冒险，但在这里有自由，他可以表达自己。于是，信任的气氛开始发展。至此，他开始冒险向团体分享更多的自己。有一个男士就曾告诉团体说他与他妻子的沟通是没有希望的；有一位神父则与我们分享他由于受到领导的不合理对待而累积的愤怒。另外，有一位在一家大型研究机构工作的科学家，鼓起勇气告诉大家他痛苦的孤独感，同时也讲述了他一生从没有朋友的事实。当他说完之后，流下了压抑多年的眼泪。一位精神病学医生则告诉我们，他因为一个病人的自杀而自责。还有一位年满40的大男人诉说他无法摆脱母亲束缚的苦恼。此时，这个被一位团员称为"走向自我中心的道路"——一个很痛苦的过程，已经开始。

20

———————————

[1]　T. Gordon：《团体中心领袖》，210 页。

下面的记录是山姆，一个参加一周讲习会的团员所写的：

山姆： 或许我从没体验过这种方式是"力量"。（停顿）我想，当我第一天和汤姆谈话，说出了我真实的惊讶时，我第一次意识到我可以吓倒一个人——真的，这种发现在于只要我认真地看一眼或感受一下整个情况，就会知道。对我而言这是一种新经验。我向来习惯了被别人吓倒，从来没想过有人会被我吓倒。我想这与我对自己的感觉有关。

这种自我探索通常不是一个容易的过程，甚至并非所有团员能接受这种自我开放。有一群住在感化院的由青少年所组成的团体，每一个人都有一些问题。其中，有一位对大家开放地展现了自己很重要的一部分，但是立即遇到了两极——接受与不接受的反应。

21

乔治： 我在家有太多的问题。我想你们有一些人知道我为什么来到这个地方，以及我的罪名是什么。

玛丽： 我不知道。

促动员： 你愿意告诉我们吗？

乔治： 哦……说起来挺难为情的。

可萝： 说吧，我想不应该太糟吧！

乔治： 嗯，我强奸了我的妹妹，这是我在家里唯一的问题。我想现在我已克服了它，至少我认为。（停了好一会儿没说话）

佛瑞达： 呼，这是很怪异的事！

玛莉： 人们都会有些问题，佛瑞达，我想你懂我的意思吧！

佛瑞达： 是！我知道，但是……呀！！！

促动员： （对佛瑞达）你知道这些问题，但是你仍然觉得很怪异。

乔治： 现在你明白了我说的难为情了吧！

玛莉： 呀！但没有关系。

乔治： 说到这个我觉得很痛苦，但是我知道我必须说出来，否则我一辈子都会被罪恶感所吞噬。

很清楚，佛瑞达表达的是拒绝，而玛莉却能够表示她的全然接受。乔治在这儿却愿意冒这个险。

6. 在团体内能直接表达对他人的感受

在团体的进行过程中，有些团员在早一点，有些在晚一点的阶段，会直接表达他对某人的行为、感觉等的感受，有时相当积极，但也有时相当消极。例如：“你不说话，让我觉得有威胁感”；“你令我想起我的母亲，而她让我受了不少苦”；“当我第一眼看到你时，我就不喜欢你”；“在团体中你就像一股清新的空气”；“我喜欢你的温馨及微笑”；“每次你讲话时，都引起我的反感”……这种态度的表达，通常会在日渐信任的团体气氛中深入开来。

7. 在团体中日渐发展出治疗的能力及空间

在任何强化团体中，所发展出的一个奇妙的状况是，成员在面对别人痛苦及受苦的时候，能自然地表示出帮助、包容及治疗的能力与空间。在这儿，我想到一个比较特殊的例子，是有关一个工厂的基层干部的。他告诉我们他是“未受教育污染的人”。在团体开始的初期，大家有些瞧不起他，当团体一步一步走向大家的心灵深处时，人们开始分享真实的自己。他，毫无疑问，是团体中最敏锐的一员。他能直觉地表示出他理解并接受他人的表述，并且很快就意识到在事情表象下那些未说出口的东西。一般人只是注意到别人在“说”什么，但是他却能很快地注意到那些安静地坐在一旁一言不发但却正在受苦的人。他有很深的观察认知力及促动团体进展的能力。其实，像他这种有能力的人，在团体中是很普遍的。这让我有一种感觉，那就是，在人类生活中，这种治疗或治愈的能力比我们想像的要普遍。通常，只要我们允许它——更确切地说，是让它自由发生。在团体中，这种让人自由流露的气氛，就是一个证据。

这里就有一个团体促动员及成员共同帮助裴的实例。裴谈的是他与妻子无法沟通的困境。下面我就用大家与他交谈的记录摘要，以表彰大家对他在各方面的协助。整个过程包括了如约翰、玛莉、佛瑞德等其他人。约翰一直想要裴了解他妻子正在体会到的一些感受，促动员则挑战裘面对自己那"小心翼翼"的面具，玛莉则尝试帮助他发现他当下的感受，佛瑞德则向他指出其他行为的可能性，整个谈话记录非常清楚地显示出，所有人都是如此地关心与关怀裘。奇迹并没有发生，但是在聚会结束前，裘开始意识到唯一可以帮助他与妻子改善关系的，就是对他妻子真实地表达自己的感受。

23　　　**裘**：当我与妻子一起去某个地方做一些事时，如果在那个地方我认识一些人，我一定要小心。以往我妻子觉得我忽略了她，当然喽，事情自去年有了一些转机，但在此之前一直很不好。我不知道我们是否能突破。

约翰：我一直有一种感觉，她似乎很想进入你的生活中，进入你心中。

裘：是的，她的确如此。

约翰：我并不想伤害你，我的意思是……

裘：不（停顿），但事实是如此。我的天呀！是的，我必须要让她进到我的心里来，但是，我的天呀！我一定要很小心，而机会却不常常出现。

促动员：你是不是说，在这个团体中你也要很小心？（停顿）

裘：没有，我觉得正好相反。换句话说，我在这儿一点儿也不必小心。

促动员：我也一样。我觉得在这儿，你冒了许多险。

裘：我所谓的要小心，实际上指的是当我说什么的时候，必须要注意，否则就会被歪曲。

促动员：假如——我想我直白地对你这样说吧，如果你认为她察觉不到你的小心谨慎，那么，你就是个白痴。

裘：是的，我同意。

促动员：如果有人用这样小心谨慎的态度对待我，我就会怀疑他是不是对我有所企图。

裘：是的，我也试过其他的方法——最坏的是——我直白过度，于是我们卷入了争论。

促动员：是的，我听到你的分享，并且真心地对你向我们的开放及信任表示感谢。然而，你现在所谈的是有关"你"外在的事物。

约翰：我一直想问你，你是否能够感受到她的感受？

裴：喔！感受，我，是的，我现在越来越能感受她的感受了。一想到她想进入我的心中，我就深深地感到困扰，而那时我却拒绝了她。是的，这就是我关闭自己的地方。是的，当她觉得沮丧的时候，我可以立刻感觉到，而那时我——我也不知道——你知道当时……

促动员：那时候你是什么感受？假如说当你回到家时看到她 24 很安静不说话，由于你不在，而不知道她到底发生了什么而感到沮丧，当那种情况出现时，你有什么感受？

裴：喔，我有一种退缩的倾向。

玛莉：当你退缩的时候，你感受如何？你会不会觉得沮丧，或是生气？

裴：以前我会不舒服，但现在不那样了，我非常小心地不让自己不高兴。

玛莉：但是，那不是我的问题。我并不是问你如何控制你的不舒服或是不理它，我要问的是，你那时候的"感受"是什么？

裴：我只是退缩和等待。我知道只要熬过今天晚上，明天早上一切又会不同了。

佛瑞德：你有没有觉得自己是在自卫？你用退缩的方式表达自我保护是因为……

裴：她不喜欢我这样。

佛瑞德：但是你喜欢如此，因为你不愿意表示不同意见或造成争论。

裴：呀！我想唯一可以帮助我们的是——如果我告诉她我的感受，我希望说出真实的感受可以改变现状——"我对你刚才说的那些很生气"，或是类似的表述。以前说我只是表象地"回答"

她。咦！我的天呀！她立刻就会发火，她常说是我引起的这一切，而现在我也越来越意识到何时她会沮丧、不高兴——我现在越来越清楚了。只是我现在不知道该怎么办？

上面的例子很明显地表现出团员们都在用自己的方法尝试着帮助裘，并且与他建立协助的关系，如此，裘就可以用更有建设性的、更真实的态度来处理他与妻子的关系。

8. 自我接受与改变的开始

许多人以为要在改变的过程中，才会自我接受。但事实上，无论在心理治疗或团体经验上，自我接受都是改变的开始。

下面的几个例子展现了这种状态："我是一个喜欢控制别人的人，我想要把别人塑造成某一个特别的形式。""在我内心有一个受伤并有沉重负担的小男孩，我常常为他感到很遗憾。其实，我除了是一个有能力的经理之外，也是那个小男孩。"

记得在一个团体中，我对一个在政府机关工作的高级工程师印象非常好。一开始，我觉得除了他之外其他人都很冷漠、很疏远、很难让人亲近。但当他分享他在办公室的管理方法时，他说他一切是照本宣科，不让人的温情和感受干扰他。在团体初期，有一次他谈到他的妻子，有一学员问他："你爱你妻子吗？"他停顿了很久无法回答。问话者说："够了，你已经回答了我。"这位工程师说："等一等，我没有回答你，是因为我怀疑自己是否真正地爱过任何一个人。我想我并没有真正爱过任何一个人。"这是一件非常戏剧化的事，我们大家看到他开始接受自己是一个没有爱过别人的人。

几天过后，在一次聚会中，他很认真地听另一个团员比尔讲述自己的孤独感、痛苦以及自己对戴着面具、假象而生活的感受。第二天，他说："昨天当我听完比尔所说的之后，我独自哭了好一会儿。我好久没有哭了，我哭完后感觉到一些东西，我想，或许这就是爱的感觉吧！"

数天之后，在团体活动时间结束前，他已经开始对如何与自己的儿子相处有了新的看法，他认识到以往他过度要求他的孩子。他也重新对他的妻子升起新的感激之心，现在，他可以回报相同的爱了。

下面是另外一份录音片段，也可以看出团员的自我探索及自我 26
接受。阿特一直在谈他的"壳"，在这里他开始接受自己以及他的
假象。

　　阿特：当那个壳戴在我身上时，噢……

　　路易士：你是在戴着呢！

　　阿特：非常紧呢！

　　苏珊：当你待在壳里时，你是不是总是如此的自我封闭而不
开放呢？

　　阿特：我早就习惯了，我一点儿也不在意。说实在的，我也
不认识真正的自己呢！在这儿我已经比较出"壳"了呢！当我从
我的壳里出来时——只有两次——一次就发生在几分钟以前——
我真的就是我呢（我猜想），但当我在壳里的时候，我在我的背
上拴了一条绳子，整天拉着我。

　　促动员：没有人与你在壳里吗？

　　阿特：没有，只有我一个人。我将所有的东西都放在这壳
内，并把它的门关起来，因为在这里是安全的，我随时可以将真
实的世界关在门外。但是，在这里，在这个团体里，我真的愿意
从我的壳里走出来，并把这个壳给丢掉。

　　路易士：我觉得你已在进步，至少你能开放地谈这个壳。

　　促动员：是的，最困难的恐怕是如何坚持地留在这个壳外而
不缩回去。

　　阿特：（仍然在哭泣）呀！我如果能一直谈论这个壳，或许
我不会缩回去，但是，我……我总是要保护自已呀！当我谈论它
的时候，你知道吗？我觉得好痛呀！我觉得好难受呀！

在这里，我们可以很清楚地看到阿特对退缩自我的接纳，也很明
显地感到这种接纳正是改变的开始。

另外还有一个人对团体经验有下面的形容："当我离开讲习班时，

我觉得我可以更多地接受自己，无论是我的优点或缺点，我觉得我都
可以包容。我妻子告诉我，我似乎更真实、更自然了。"

这种感觉更真实、更确切的体验，是很普遍的。当一个人学习接
受自己是谁时，这正是为他的改变奠下了最佳的基础，因为，他更接
近自己的"感受"，不再是那么严正古板，因此也就开放了自己，更
容易改变。

有一位女士在会心团体结束后不久，父亲就去世了，她挣扎着回
到母亲身边："……我带着疲惫的身躯、深深的哀愁及对母亲多病身
体的担心回到家。在那五天的时间里，我让自己真实的感受浮现，我
要让一切都只是我感受的那样，不再掩饰，不再做假。我知道只有一
个方法可以达到我的要求，那就是全然的接受我所经历的一切，去面
对震惊，去体验哀伤。这种接纳与坦诚的态度，自那时起就开始留在
我内心。坦白地说，会心团体的经验，是促使我能心甘情愿地接受这
痛苦的主要原因。"

9. 虚伪、假象的舍弃

接下来，许多事情就会接踵而来。现在我所叙述的，没有先后顺
序的分别，都是混同在一起的。有一个状态，那就是对自我防御行为
的忍耐力越来越弱。在时间的流逝中，学员们认为大家都应该已经取
下了自己的面具，真诚相待。礼貌的话语、对同伴的"理性"理解，
与他人的表象互动——已经不能满足彼此的需要。在团体中，有些成
员的自我表达，使大家意识到最基本的"会心"是可能的；团体成员
也在潜意识及直觉中，向这个目标努力。有时候是温柔的方式，有时
候是强烈的表达，团体要求每个人成为自己，不能再隐藏"当下"的
感受，要拿掉日常生活中平淡而社交性的面具。在一个团体中，有一
个非常聪明而且有学术素养的人，他对别人有这种要求，但是自己却
无法做到。团体的态度是非常尖锐的："博士，从你的讲台后面站出
来吧！别再对我们演说了，拿掉你的黑眼镜，我们希望能认识你。"

心纳农是一个以帮助药物上瘾的人走出阴影而成功的团体，它以
非常戏剧化的方式脱下人们的面具。下面的摘要就是一个明证：

裴：（对琴纳说）不知道你什么时候才能停止表现出那么美好的一面。每次与你在心纳农团体时，当有人问你问题，你总是有一篇美丽的说辞来应付他人，你总是能编出一个扭曲事实真相的故事，来解释你何以会落到今天这个地步，这些都是废话。什么时候你能停止这种行为？你对阿特有何感觉？

琴纳：我没有反对他呀！

威尔：你是个疯子，阿特是非常无理的，他在那儿对你和莫尔大吼，而你还若无其事的样子。

琴纳：不，我觉得阿特许多地方没有安全感，所以他对我大吼，与我一点关系也没有……

裴：你表现得好像你非常理解他一样。

琴纳：我从小就被教育要做得好像很理解别人。

裴：但是你现在已在心纳农，你不需要"做"得好像你很健康、神圣，你真的如此棒吗？

琴纳：不，我不是。

裴：那么你就不要假装你是！①

这个团体扯下一个人虚伪的外表，有时相当激烈，但从另一面来讲，它也有温柔及敏锐的地方。上面我们谈到的那个躲在讲台后面的学者，就被那些攻击所深深伤害了。在中饭的时候，他看起来很困惑，有问题，好像他随时会崩溃一样。当大家再回团体时，团员们都察觉到这点，因此他们用非常温和的态度对他，促使他慢慢说出自己的故事，以便探讨是什么原因造成他对人的疏远，以及他为何用如此理性的态度来面对生活。

29

10. 个人接受回馈

在这个阶段，大家都自由地表达自己，因而也是一个人了解他人对自己看法的好机会。"好"人在此时体会到别人讨厌他过度友善的

---

① D. Casriel, *So Fair a House*. Englewood Cliffs, N. J.：Prentice-Hall，1963, p. 81.

态度。上次那个平常讲话非常小心谨慎的工厂领导，会发现有人说他拘谨；而那个喜欢过度帮助别人的女士，却体会到有人不喜欢她的这种态度。这些反应都可能会使人很不舒服，但是只要整个团体的成员是以真正的关心来对待彼此，这些表达就都是积极的、有建设性的。下面一个例子展现了一个发生在团体内彼此接受回馈（feed back）的情境，团员们用活泼的或沉静的物体来相互形容，这种回馈是相当震撼人的。

　　约翰：（对奥玛）现在我们都在讨论中。我倒是想谈一谈你，你让我想起一只蝴蝶（笑）。

　　奥玛：为什么？我的意思是，怎么会呢？为什么你说是蝴蝶呢？

　　约翰：喔！对我而言，蝴蝶是一种很奇妙的昆虫，你可以很接近它，你或许可以说，它就好像是一个新朋友。但是当你认为时机成熟，想要接近它，想要拍拍它，或是想要更接近它一点时，它却飞走了。

　　奥玛：（很紧张地笑了）

　　约翰：你知道的，它就不见了。直到有一天它累了，或是淋湿了，非常疲乏了，不能再飞的时候——或者是说当你教会它相信你的时候——你无法接近它，或是去更真实地认识它，除非与它保持着距离。它是非常漂亮的，但是却无法让人接近。

　　上面这种直接对一个人说明她对亲近关系的害怕的表达方式，在一般的社交场合中很少会发生，但这种方式在会心团体中常常看见。对一个人的回馈不一定只是负面的，有时是非常温馨及积极的，下面就是一个例证：

　　里欧：（说话的语气非常温和与柔软）当玛丽表达她在夜晚醒着的情形时，她的敏锐性非常细微，我很受震动。（转向玛丽并用很温柔的眼光看着她）我甚至可以看到在你的眼睛中有一种难得的温柔，在此温柔中，你可以告诉我们许许多多的事情。

佛瑞德：里欧，当你说玛丽有这种细微的敏锐性时，我只是觉得"上帝，是的，看看她的眼睛吧"！

里欧：嗯，嗯，哼！

下面是一个对正相与负相回馈混同的展示。这个展示，是从一位自以为不被他人所爱的年轻男士日记中摘出来的，这显示出团体的回馈是如何帮助人们进到自我了解的情况中的。这位男士不断地在团体中表示，他对其他团员没有任何感觉，而其他成员对他也是没有感觉的。

……之后，有一个成员很不耐烦地对我说，她已经对我付出得太多了，她不知道他们再做什么才能使我觉得被关怀。她说她觉得我像一个无底洞。当她说到此时，我开始觉得恐慌，在内心对自己说："天呀！这会不会是事实呢？我会不会太要求别人注意我而将别人推走呢？"

我开始焦虑与担心。就在此时，一个修女对大家说，她不会被我所说的消极思想吓走，她喜欢我，她只是不了解我为何没有看到这一点。她真的很关心我，并且想帮助我。突然，我似乎对事情有了一些了解。我开始对大家说："你们是说，你们对我所说的，我要你们感受到我所感受的……你们一直在接触与关心我，但是真正不允许我自己碰到自我的，是我自己？"当我说出它之后，我觉得很感激并且很放松，我开始对自己为何要将他人关在门外产生了怀疑。我没有答案。有一位女士说："你今天下午已进入很深的层次了，你似乎仍然要继续探索下去。但我觉得如果你现在先暂缓一下，整理一下所发生的一切。你休息一下，不用着急地去找出这问题的根源，让一切自然地发生吧！"

我觉得她说得很有道理，因此就放松自己。当我放松下来后，我一下子感到一种温暖而轻快的感受自内心深处升起。不仅仅是压力减轻了，这也是我平生第一次感觉到别人对我的温暖与关怀。我仍然不了解，为何现在我能真正地"感受"到他们的关

爱。而在此时此刻，我的的确确相信他们对我是真心的。真正
"测量"出我的改变的，是我所说的下一句话："我现在感觉到很
好，我现在已经准备'聆听'各位了。"这是我发自肺腑的真
心话！[1]

11. 挑战

有的时候，别人的回馈用"温和"来形容是非常不正确的，因为
它实在称得上是"挑战"。有些挑战是很积极的，但有许多却是消极
的。下面的一个例子可以很清楚地说明这个情况。这个例子讲的是艾
利丝在前一天的团体聚会中，对约翰的宗教性工作表达了轻蔑与粗俗
的批评。第二天早上聚会的时候，诺玛，一个原本很安静的人，一开
始发话就向艾利丝开炮：

诺玛：（大叹一口气）告诉你，艾利丝，我一点都不尊敬你，
一点点也不。（停顿）现在我想对你说许多事情，上帝呀！我希
望你能帮助我说出我要说的。首先，我以为如果你要我们尊重
你，那你为何昨晚对约翰的感受这么不尊重？为什么你就不能了
解他对于自己服务上帝的自卑、自贬的感受？为何你不能尊重他
的现状，还要挖得更深？我不认为约翰的任何问题与你（他妈
的）有何关系……我不相信任何一个真正的女人会说出你所说的
那些烂话，真让人恶心！你令我想吐。我对你真的非常生气，我
甚至在发抖，这个星期我看不出你的真实之处……现在我非常非
常的愤怒，我真想过去打你一顿，你真令人可恶！我真想撕烂你
的嘴巴！你比我年长这么多，而我一向尊敬年纪大的人，可是，
我却不尊敬你，一点也不（非常非常生气）。

在团体结束之前，这二人，诺玛及艾利丝在更多的互动之后，虽
然没有完全地接纳彼此，但是也达到了对彼此的理解。这个例子呈现
了"挑战"的场面。

---

① G. F. Hall. *A Participant's Experience in a Basic Encounter Group*，未出版手稿，
1965 年，油印品。

12. 在团体外的互助关系

依我之见，如果团体成员没有相互支持与协助的话，团体外的生活是不值得一提的。这种团体经验最令人欣赏的一个方面就是，当某一位团员正在为是否表达自己的看法而挣扎，或是正受到伤害，或是正在为如何处理自身的问题而烦恼时，会得到其他团员的帮助，这种帮助，就如前面已提过的，很多是在团体聚会中发生的。但更值得一提的是，很多时候它发生在团体聚会之外。每当我看到两个人一起散步，或在某一安静的角落交谈，或听说有人谈话到凌晨 3 点时，我知道在下一次的聚会中，很有可能有人会告诉我们说，他得到了支持，得到了帮助，同某某人分享了他的洞见，表达了他的理解，伸出了他的手，拥抱了他的困难。他觉得被爱，被关怀。其实每一个人都拥有治疗别人的力量，只要他愿意给予。而在会心团体内却使这个力量成为可能。

让我在这儿陈述一下学员们的态度，在团体内外所展现的治疗效果吧！下面就是一个学员在团体结束后一个月，给其他团员所写的一封信。在这封信中，他对他在这一个月内所经历的困难与沮丧，做了很清楚的表达：

> 我现在可以说的是，团体经验深刻地影响了我，我真的非常感谢。这种团体与个别治疗不同。你们没有一个人有必要关心我，也没有必要来帮助我，但是你们做到了。这种经验超越我以前所有的经历。现在，只要在生活中，无论是因为什么，只要我不能"自然"地活出我自己时，我就会记起你们 12 个人告诉我的话，做真实的自己吧！过真诚的生活吧！你们会比以往更爱我。自此，许许多多的时候，我都能有勇气面对自己，活出自己，也同样能帮助他人活得更自由一些。

13. 基本的心灵相遇

在这个团体中，人与人的接触比一般人在生活中的接触更直接、更亲近，这种接触与亲近就是这种团体促使人改变的原因之一。举个例子来说吧，在最近的一个讲习班中，有一个男人，在大家面前毫无保留地、泪流满面地与大家分享失去孩子的痛苦感受。他说，他这次是第一次真正地、全然地感受到他内在的哀伤。当他说完之后，另外一个人饱含着泪水对他说："以前我从来没有觉得别人的痛苦会使我在生理上也产生痛苦，而现在，我却真切地体验到了。现在我觉得自己完全与你同在。"这就是一种基本的心灵相遇。

在另一个团体中，有一个人形容自己是"聒噪、易怒而过度活跃、安静不下来"的母亲。她有几个小孩，目前婚姻受到创伤，感觉到生命实在没有什么价值。她写道：

34
　　我真的感觉到自己被封存在许多坚硬的感受之下，我很害怕人们会笑话我，并践踏我，而这些却造成了我与家人地狱般的痛苦。带着最后的一点点希望来到这个讲习班中，这个团体对我而言就像是大海中的一艘小船一样（她讲述了她在团体中的一些经历）……真正的转折发生在一个事件上，那时我正好对你说，你实在不像我们的成员，成员中没有一个人可以倚靠在你的肩膀上哭泣——就在那个时刻，那个下午，你将你的手放在我的肩上。我非常感动，因为就在前一天的晚上，我在我的笔记上写了这么一段话："在这个世界上没有一个人真正爱我。"你的关怀是如此的真实……就在那时，我透过你的表示，第一次体会到"接受"的感受……自我接受……接受这愚笨的我、尖锐的我、喜欢责备他人及有其他缺点的我……全部的我。我开始觉得被需要、被爱、有能力、生气、孤独……一切的一切，就是单纯的爱，你可以想象我对你的感激，我觉得放松了。现在我在喜悦中写下这样一句话："我真的觉得被爱了！"我想，我不会很快忘记这种感觉的。

这种我—你关系［I-Thou，再次用马丁·布伯（Buber）的用语］在团体聚会中经常发生，而且总是会将学员带入感动之中，让他们的眼睛湿润。

有一位团员在参加完一个讲习班之后，尝试着去分析这种团体经验。他说，"对关系的投入"，是发生在两个人身上的，而这两个人一开始并不需要彼此喜欢与欣赏对方。他又说："当一个人对另一个人说出了他内心比较负面的感受之后，这种负面的感受就会深深地被对方的接纳所替代，而友谊就会进入一个更深的层次。可以说真正的改变发生在当一个人能在'友谊'中表达出他的感受，并去体验它的存在之时。例如，有一个人在初期对另一个人说：'我真的无法忍受你所说的话。'但到后期时，会转变成以'这就是你说话的方式'来表达对此人的理解并接纳他。"这个例子或许可以帮助你对会心团体基本经验的复杂意义，有些许的把握与理解。

14. 对积极亲密感及积极感受的表达

上面虽然提到过，在友谊中，当感受充分表达并被接受之后，亲密感及积极的感受就会发生，于是乎，当团体继续进行时，团体的精神及信任就会因此而建立起来。这种精神及信任不是建立在"积极的感受"上，而是在一种"真实"的态度上，一种敢于表达无论是积极还是消极的感受上。有一个学员对这一点有以下的体会："……我认为它与我称之为确认（confirmation）的东西有关——一种对自我的确认，对人的独一无二的确认，对宇宙的确认，一种对人们相聚时就会产生积极性的确认。"

下面一个情况，就是当诺玛用非常愤怒的感受表达来挑战艾利丝时，在团体中所发生的一个积极态度的表现。乔安，团体的领导，面对他们的冲突很难过并且开始哭泣。此时，团员们对乔安就表现出无比的支持与亲密：

乔安：（哭泣）我实在是太容易认同你们每个人了，我为约翰、艾利丝，也为你，诺玛，而感觉到那种难受。

艾利丝：是"你"自己受到伤害，感觉难受。

乔安：也许是这样的（哭泣），我感同身受呢！

艾利丝：这是一种上天赐给你的奇妙礼物，但愿我也能如此。

乔安：你也有呀！

彼得：我想，你是领袖，恐怕背负了我们的许多包袱，我们在摸索中，想要接受彼此的原样。在多种情况下，我们彼此沟通与协调，并说："请接受我。"在这儿，我也想对你说这个，并且……

诺玛：但是我们并不是如此。

彼得：并且……将这种"接受"的负担放到了你的肩上，或许你觉得这是额外的压力——因为，人们要求你"请接受我之所以为我"吧！你想，是不是这个原因呢？

36

乔安：（仍在哭泣）事实上，我并不责怪任何一个人，我想，这是我的问题。我总是承受了许多负担，纵然我不是团体领导者，我也承受了许多负担，这不是角色的问题。

彼得：是的，它与角色无关……

诺玛：我也不认为是任何人强加在你身上的，我觉得你有很强的敏感性。你非常投入，也因此背负了许多负担。现在，我觉得与你有更深的关系了。有一阵子，我甚至对你有所怀疑，到底你将对待我们像个"人"，还是像你的"个案"？我想，这个星期我说过这个想法。我曾经有过一个感受，那就是，在必要的时候，你会向我们展现你那隐藏的自我，你真的好诚实呀！这也是你在本周从未展示过的一面，这使我们觉得难受，因为我们这些成员竟然没能在关键时刻使你舒服一些。

或许有人对身为"领导"的人，会批评说他太投入、太敏感，没有在紧要关头"抽离"自己而背负了负担。对我而言，这仅是一个证明，证明只要人们彼此真诚相待，他们就有令人惊讶的能力，去"治疗"他人。因为只要有真心、关爱与理解就能做到，无论这个人是团员还是领导。

15. 团体中的行为改变

通过观察，团员们似乎在姿态及行为、声调上有许多的改变。在说话的时候，有时他们很柔和，有时很强势。一般而言，是真实而不做作，而且表达更多的感受。每个人都展现了关怀及帮助他人的一面。

我们最关注的一点，就是在团体经验发生后的行为改变。这个行为改变是我们最关注的主题，也需要更多的研究。有一位男士用这么一段话来叙述他的改变，这段话也呼应了其他一些人的说法："我觉得我更自然、更开放、更自在地表达自己，我也比以前更有同情心，更理解他人，有更大的忍受力。我现在有更多的自信与自我肯定，与家人、朋友及同事的关系更真实与实在，并且更能开放地表达自己的喜好与厌恶。我现在活得更愉快，也更能承认自己的无知，我想帮助人的意愿也比原来更强。"

另外有一个人说："参加了这个讲习班之后，我与父母建立了更亲密的关系。当然，我不断在尝试，在改变，这过程是有些艰难，但是我与他们能更自由地说话，特别是对我的父亲。至于对我的母亲，我们渐渐地发展出过去 5 年所没有的亲近。"

还有一个人是这么说的："这个团体经验帮助我感受并认识我的工作，使我对它产生了热情。至于与我的同事们，我也能以比较诚实与愉悦的精神相待。当我不高兴时，我也比较开放。我与太太的关系更深、更开放，我们能比较自由地谈论任何事，并且相信我们可以度过任何困难。"

有时候，改变的发生是非常微妙的。"这最主要的改变，就是允许自己对自我'聆听'能力的积极肯定，并容许自己可以听到别人'在沉默中所传递的无声的呐喊'。"

虽然冒着有夸大会心团体的效果的嫌疑，我仍然要加上一个母亲在参加完此活动之后不久所写下来的一个经验分享。她说："我和我先生最感兴趣的，还是它对孩子的直接影响。在这个团体中，当我被一群陌生人如此地接纳与关爱后，回到家时，我对亲人的关系比以往更为自然。每次我在团体中练习对他人的接纳与关爱时，很明显地，我与朋友的关系也改变了。"

在下一章中，我将会谈及我们所发现的不同的消极与积极的行为改变。

失败、缺失、冒险

谈到现在，或许有人会以为团体过程的每一方面都是肯定的。手边的资料显示，对大多数人而言确是如此，但失败的例子也时有所闻。现在让我在这里与各位谈一谈吧！

最明显的缺陷就是，经验这种强化团体后，如果有改变发生的话，通常持续性比较弱，这点已为参加的人认识到。有一个人说道："但愿我所经验到的'开放'能力，能够成为永久性的。"另一个人说："我觉得，我很容易回到过去那种'无感情'的角色，更别说建设开放性的友谊了。"

有些时候，团员对这种"故态复萌"有颇具哲学性的解释："这种团体经验并非生活的方式，而是偶发事件。我对团体的想法是，虽然我不完全了解它的意义，但它在我平淡的生活中，给了我安慰和展望。就像爬山一样，当爬的时候，我是很享受的，这种经验，我偶尔是要去回顾的。"在有关"研究"的篇章中，我会对这种"滑落体验"（Slippage）多做说明。

第二个有关这种强化团体经验的潜在冒险，也是大家常讨论到的，那就是某人在公开场合开放地展现了自己之后，他所提及的问题并不能得以解决或处理。有很多的例子讲的就是当他们离开了强化团体之后，必须去见心理治疗师，以便处理那些在团体中并未处理的问题的故事。由于没有办法知道每一个人的情况，所以我也无法知道这些未能解决的问题是部分的还是全部的，是积极的还是消极的。

还有一些少数的情况是，有一些人在参加这种强化团体期间或之后，有发作精神病的现象；但另一方面，也的确有些人在这种基础的会心团体中，当其精神病发作时，能积极而有建设性地面对其困扰，而渡过了难关。依我个人之见，任何团体的过程，如果是积极而正向的，太大的心理上的负面影响是不太会发生的。当然，这个问题是相当严肃的，我们还需要对它做更多的了解。

在这种团体经验中，也确实存在着引起潜在心理伤害的紧张。下面就是一个成员所分享的:"这种团体确实有难能可贵的时刻,它使我感到对某些成员的亲近。但是它也有令人害怕的时候,我觉察到对某些人而言,它到底是一种巨大的帮助,还是深沉的伤害,真的很难分辨出来。"

这种基础会心团体的另外一个弱点,我也在这儿提一提。直到最近几年,这个团体才破例接受夫妻档。在这个团体的过程中或结束时,夫妻中若有一人产生了很大转变,就会成为一个很大的问题。有一个人就曾面临过这种压力,他说:"我以为夫妻中若只有一个人来参加这种团体,会对其婚姻造成很大的危险,因为无论在个人或集体的层面上,都会使另一个人处于弱势。其中一个最大的困扰是,在这种强化团体中,人们往往将以前放在隐私地位的婚姻,提升到公开的层面上来讨论。"

还有一个人们所要面对的冒险,是指在那种混合会心团体中,由于彼此之间的亲密接触,团员之间会产生非常温暖、积极的爱的感受,而不可避免的是,这种爱的关系往往带有"性"的成分。如果在团体中没有好好处理及解决这种关系,那么在团员中会产生影响,并且也会对他们的婚姻产生威胁。除此之外,参加的另一半(夫或妻)会因为这种爱,而产生失去伴侣的恐惧感。他们会将此恐惧感(无论是有无基础),投射在此团体经验上,这也成为团体威胁感的来源之一。

有一个人在参加了一个这种混合团体之后,给我写了一封信,告 *40* 诉我说他与团员玛姬的联系造成了他的婚姻紧张:"我对玛姬有很强烈的关爱,因为我觉得她非常的孤独。我觉得这种关爱是相互的,因为她曾经给我写过一封充满感情的长信,我也让妻子读了此信。玛姬对我的关爱使我很高兴,但是我妻子却有些'警觉',因为她从信的字里行间读到了有关'男女'之间的特殊情感——这是一种潜伏性的威胁。自此之后,我就停止写信给玛姬,因为我觉得有种偷偷摸摸、不正大光明的感觉,这让我很不舒服。之后,我妻子也去参加了会心团体。现在她比较了解这种关爱的真意。在此情形下,我又开始给玛姬写信了。"但很显然，这是一个特例，并不是每一个这种类似情况出现，会有如此和谐的结局。

有鉴于此，在最近几年，有越来越多的讲习班是专门为夫妻举办的，也有特意为那些公司的总裁及其另一半而举办的团体。

恩玛，是一个在团体中"坠入情网"的例子。以下的陈述会更具有意义，因为恩玛是一个如此坦白与真诚的人，她离了婚，有孩子。

在这一星期的开始，我就注意到团体中的一位男士艾伦，他似乎对自己的男子气概充满了自信，同时，他又是如此的仁慈、温和与睿智。我被他吸引着，因为我觉得就是他这种特质的人，才能使我觉得祥和与平安。第一个星期的星期四之前，我们发现彼此有很多共同点，并且私下用了许多时间在一起。在星期四的当天，在团体时间过后，他对我说："恩玛，我想我现在了解了你可能对你先生产生的威胁。我想，你对男人是产生了威胁。"在我质疑的态度下，他进而解释："当你有一个'洞见'的时候，你是如此的坚持与执著。"他这个观点，让我无地自容。此时，我的自尊心就像被丢掷于地，而我们正一起走向团体的聚会厅，准备开始另一个团体会议。进入大厅之后，他坐在我的旁边。大约5分钟之后，他转向我，用那充满泪水的眼睛看着我，对我说："我的天呀，恩玛，在你身上我所看到的，其实就是我每天上班与人相处所表现的样子与风貌呀！"在他说完之后，我整个人深深地爱上了他。自此，我从"你对男人是个威胁"的标签下解脱了，因为它并不是我独有的特质，而是男人女人都有的普通问题。

星期六中午，艾伦回家去了。而我在接下来的两天都有像在新婚之初的那种甜蜜感。星期天晚上他回来了，迎接我的是他那充满了柔情蜜意的眼神，我的世界在此时完美无瑕。星期一的清晨，我从梦中哭醒，在梦中我看到我是一个穿着短衫的小女孩，有一个模糊的男人影像出现在梦的边缘。之后的三个小时，我感觉被一种父爱所包围。有意思的是，在这一段时间内，我虽感觉到是父爱，但也从未失去那种身为女人爱男人的那种爱。就像艾伦爱我一样，他在某些时间与情况下，是展现父亲的爱，而它是由男女之间的爱所延伸的。我想，我无法把它说得更清楚些，但这也是我所能表达的极致了……

……星期五早上，也是团体的最后一天，艾伦坚持我俩在团体之后，用一点时间在一起。我们在一道石头矮墙上坐下，他问我是否愿意谈一下这两个星期的经验，我的回答如下："在一个充满困难的道路上，我们找到了自己的路。友谊是细致而脆弱的，当我对你产生信任之后，我知道你一定会走出来。至于未来，我不认为我对你有成为夫妇的幻想，我想，我会永远爱你与尊敬你。这个艾伦用自己'爱'的特质影响了我，使我有能力成为可爱而值得爱的女人。我也相信你也借着这种交往，而体察到自己是有爱的能力的男人。至于未来，如何得到这种支持我们的爱的力量？我觉得它应当来自于与家人及同事相处所产生的滋养。我在与三个小孩的互动中感受到，当他们体验到新的我时，也会感受到他们也像有了父亲一样。"当我说完之后，艾伦用那种充满眼泪的眼光对我说："你讲得真美，我们俩好似已相知一辈子了。"

回到家中的这个星期，当新的我渐渐发生影响时，那些令我害怕的事情就一件件地溃败了。当我感受这个新世界时，一种安宁的感受包围着我，它好像布丁一样，是如此触手可及。

以上这个例子，就是一种成熟地对这深度而细致的爱的关系的处理态度。无疑，这种态度使得每个人都会有更多的成长和发展。

另外一个具有消极潜力的地方，指的是某一些曾经参加过会心团体的人，在参加新的讲习班时，也许会对新的团体有较负面的影响。因为他们以为自己是"老鸟"，知道了团体规则，因此在公开的或微妙的情况下，将他们所知道的"强加"于新的团员身上。于是乎，在这种情况下，如果新团员不能分享自己的感受，或是不愿对别人表示出不满与批评，他们会觉得内疚与自责；如果他们不能表达真实的自我，或是在团体外讨论团员之间的关系，他们会觉得有负罪感。这些"老鸟"似乎企图在人事关系间，用新的暴政来代替旧有的传统限制与约束。我认为这种行为对真正的团体过程是个误解。我们需要问自己，这种现象何以会发生？就个人而言，我想是前面那个团体的操作在进行中出了问题。

结论

对于在这种自由气氛中的会心团体，我尝试给予一个中立的、观察性的整体概念，来介绍它们的一些共同特点。我指出了此种团体经验的缺点及冒险性，我希望也说清楚了在这个新发展的领域内，我们仍然要做大量的研究及学习，以便对它有更具建设性的了解与认识。

第三章　我能成为团体促动员吗？

当我写完了会心团体的进展之后，我想到了一个很有逻辑性的下 一步，那就是写"会心团体的促动"这一章。但是在搁置了一年之后，我仍然无法完成。我一直在思索着不同形式的团体领袖，也一直在想着与自己共同带领小团体的促动员们。在既定的篇幅内要想将全部内涵一一道出，这是不太可能的，而且也必定有许多假设之处。因此我觉得还是将自己的思想与看法写成"我带领团体的方式"，希望抛砖引玉，引起其他人的共鸣，因而也写一些自己对此主题的看法及经验。

在与其他的团体促动员——许多人是我的同事——讨论之后，他们的看法丰富了我这篇文章，对我而言，这个主题也是一个挑战。在交谈中，我发现要带领这种团体，也要有一定的专业能力，而这并不是我所要强调的。我要用开放的态度来谈一谈，在团体中，我是如何成为一个团体的促动员的，以及在这种互动中，我又是如何将我的优点、弱点及不确定性有效地展现在团体进展过程之中的。

哲学的背景与态度

没有人能够在进入一个团体之前，纯洁得像一张白纸，我也不例 外，所以我首先要谈一谈我自己的态度及信念。

我相信任何一个团体，只要给它一个有促动气氛的环境，它的团员及团体本身就有自我发展的潜力。对我而言，这种团体的发展能力，实在是一件了不起的事。可能是我这种推论的关系，致使我对团体过程的进展有很大的信赖，相似的，这种信赖也是我对个人心理辅导的一个信念。我并不指导，而是促动，团体就像一个有机体，它有自己的方向，虽然这个方向无法用"大脑"来定义。我曾经看过一个医学的动画片，给我印象很深。它描述的是在显微镜下的白血球，它们在血管中无规律地、随意地游走着，一直到它们碰到细菌，然后就会有目的地游向细菌，首先包围它们，然后吞噬、摧毁它们。相似地，团体也是如此，当团体发现在其进展的过程中，有一些不健康的因素出现时，它也会注意清除它们，以使团体更健康。用细胞与团体的类比，可以说明我在它们身上看到的"有机体的智慧"的表现。

当然，这也并不能说明，每个团体都是成功的[①]，或是它们的进展也都是一样的。在一个团体中，或许它开始发展得很迅速，但在并不太明显的层次上，慢慢地走向较大的自由；而另一个团体则有可能一开始时起步于自然的感受层次，而在漫长的过程中，才将潜力发展出来，走向圆满。这两种团体的进展方式，对我而言都是团体的发展过程，我相信它们都有功效。虽然我个人对它们的喜好非常不同。

另一个是我对"目标"的态度。一般而言，我对任何团体都没有特定的目标，而是衷心地希望它能发展出自己的方向。但有时候，由于个人的偏见及焦虑，我对某团体是有一个特定的目标的。当这种情况发生时，或者团体会打击这个目标，或者团员会花许多时间来"帮助"我，使我对自己的"目标"感到后悔而自动放弃。我特别强调"目标"的负向性，因为一方面，我希望能尽量避免目标的预设，但我同时也希望团体中有些过程"动态"的出现，我甚至能预测一些它发展的大概方向，虽然它不是任何特定的方向。对我而言，这两者具有很重要的不同。团体是会动的——我对这一点非常有信心——但是如果我认为我可以或应该"指导"这个发展动态，使其走向一个特定

---

① 什么是成功？现在我会给一个简单的定义。如果在团体结束后一个月，有一些团员认为这是一个无意义、不满意的经验，或是有一个人在其中受到伤害，那么对他们而言，这个团体是不成功的。如果，在一个月之后，有多数或是所有的团员感觉到这是很有价值的体验，并且促进了他们自己的成长，对我而言，这种团体是值得给予一个成功标签的。

目的地，这种态度则是傲慢的、僭越的。

依我之见，在没有任何哲学基础的支持下，我看不出这种团体和多年以来的个人心理治疗有何区别。然而，我在一对一情形下的行为表现，却与在团体中有很大的不同，我将这种不同归功于团体所带来的个人成长。

问题其实不在于别人如何看待我促动团体的方式。如果是从这个角度来说，通常我对自己的能力是相当自信与自在的。但另一方面，从我的经验来说，有时候我的确对那个共同带领团体的另一领袖，暂时地产生了些许嫉妒，因为我认为他比我更能促动团体。

我的理想，是要逐渐地使自己成为另一个更像团体参与者的促动员。如果我不对自己刻意扮演的两个角色多做说明，是很难叙述清楚的。在团体中，如果一个团员诚实地做自己，有的时候你会看到当他表达自己的感受、态度及思想时，其主要目的是为了促使另一个团员的成长；在另一个时候，用同样的开放与诚实，则是为了使自己有更大的成长。我也是如此，只是我更知道自己是第二者，会在团体的后期，更冒险地来促进自己的成长。在团体中的每一个阶段，我都是真实地表现自我，而不是角色扮演。

用另一个类比来谈此经验，也许更能帮助你了解。假如我对一个5岁的小孩解释一种科学现象，我所用的态度及用词遣句，一定会与对一个聪明的16岁的人不同。这难道说，我就是在扮演两个角色吗？当然不是——这只能说是真实的我的两个侧面展现出来罢了！同理，在团体中，我在一个时间里会特别地要促动某个人，但在另一个时刻则冒险地暴露自己新的一面，这两者都是真实的我。

我相信，当我是一个团体的领导者时，对团体是有特别意义的。不过，团体的进展过程却比我所说的、所做的更为重要，只要我不阻碍它，它的进展总是会发生的。当然，我总觉得我对团员们负有责任，但是却不能为他们负起责任。

对任何团体，我都有一定的要求，尤其是对所谓的用会心团体的形式开展的一个学习课程。我非常希望团员们不仅仅是头脑的投入，或仅仅是感情的投入，而是能够全身心地参与。但我发现这并不容易达成，因为我们每一个人或者是用脑用得比较多，或是感情放得比较多。而我自己，则不断地努力想促使这两方面的同时成长。在带领团体时亦是如此，我尝试着使每一个人的全人——思想与感受——理念内渗透着情感，情感中渗透着理念——完全地投入。在最近的一个讲习班中，出乎我意料的是，所有的人都在这个全人的层面上，达到了令人满意的程度。

气氛设置的功能

我在团体一开始的时候，往往非常没有组织性，充其量，我会用一句很简单的话来做开场白："我想，到了团体结束的时候，我们彼此的熟识度会比现在大大提高。"或者是："现在我们都在这儿，我们可以将团体的经验按照我们所希望的去进行。"或者是："我现在有些不自在，但是当我环视你们后，我再次地确定，我们都在同一条船上，现在我们要从哪里开始呢？"在与一群团体领袖在一起时，由于我们的讨论有录音，我就将我们的一些谈话内容记录如下：

通常因为信任这个团体，所以我一开始就很放松。当然，这个说辞是有点夸张，因为每次在团体开始时，我都有点焦虑，但总的来说，一般我都"没有任何特别的概念，而我也觉得无论团体发生什么，其实都无所谓"。而且我会用一种非语言的沟通来传递一种讯息："既然我们并不知道将要发生什么，那就没有什么可令我们担心的。"我相信我这种轻松的态度及无意"带领"的方式，可能对大家有些"自由自在"的影响。

每当有人分享自己的时候，我都尽己所能地听得仔细、精确、敏感，无论他们所说的是有意义的还是表象的，我都"听"。对我而言，每个人所说的，都是有价值的，值得去理解；他值得表达自己任何想要表达的。同事们说，这种态度就能使人觉得受到重视。

但无疑的，我的"听"也是有选择性的。故此，从这个角度来说，有人也可以批评我是"指导"性的。但是我听的方式是以说话人为中心，而不太在意"他与太太吵架"的细节，或是他在工作上的困难，或是我对他刚才所说的观点的反对意见。我在意的是这一切经验对现在的他有何"意义"，以及它们在他内心所触动的感受，针对这些意义及感受，我才会试着去回应。

我非常注意去营造一个能产生心理安全的环境，使每一个人觉得放心。我希望当一个人开口说话时，他不是冒着风险来分享高度的、个人的或听起来荒谬的或是充满敌意的话语，甚至带有讽刺口气的东西。在这个团体中，他可以感觉得到至少有一个人尊敬他、愿意聆听他，而不认为他是不真实的。

在另外一种稍为不同的情况下，我也想要使团员感到安全，那就是，我注意到当一个正在挣扎于成长或有新洞见的痛苦中，或是面临来自于其他团员诚实反馈而带来的难受中的人，是很难感受到安全的。但无论如何，我仍然希望无论发生了什么，该团员能感觉到在那痛苦或是快乐的时刻，或是二者皆有的情况下（这都是成长的记号），在心理上，我与他们是在一起的。我想在一般情况下，我多半能感觉到团员的害怕、惊恐，或是正在受苦。在那时，我通常会用语言或非语言的表达来告诉他，我是一直陪伴着他的。

对团体的接受

我对团体及其内的每一个人，都有极大的耐心。近些年来，我不断地学习到，接受团体的各个发展阶段，最终会是多么的值得。无论这个团体是想停留在理智方面，或是只讨论一些很表象的问题，或是在情感上非常接近，或是很害怕有个人的沟通，这些现象对其他的促动员都有很大的干扰，但是对我却无关痛痒。我也知道某些特定的活动常常为其他的促动员所用，为的是要使团员们进入"感受"层次，或是到达"此时此地"的沟通。许多领袖非常有技巧地引导这些活动，事实上，在活动的当时也的确产生了很好的功效，但从一个临床科学家的跟踪研究角度来讲，我发现通常其最终的效果，并不如当时所表现出来的那样令人满意。并且这种引导会造成一种师徒情结（我不喜欢这种关系）："我本来没有任何意思要开放自我，但是这个带领团体的促动员却能'使'我心灵敞开，他真的好棒啊！"相反的，他也可能带来一个完全相反的经验："为什么我要做这些他要我做的可笑的活动？"更糟糕的是，有些团员会觉得自己的隐私被侵犯，对以后的任何暴露自己的情况就会更加小心。依我的经验，我知道当我想要"催促"团体进入一个深的层次时，从长远的发展来讲，它是不成功的。

49　　对我而言，我发现团体促动要与团体自身的进展同步，如此，这种团体促动才会有效。我曾经带领过一群非常重视自我隐私的科学家，他们多半是物理学家。团员们很少展露分享自己的感受，与别人在较深层次上的"交心"也基本上是看不到的。但很有意思的是，在团体的尾声，他们却有许多积极的变化——变得更自由，更能表达自己的看法，也更有创新的精神。

　　我曾经带领过一群职位高的教育管理者。在我生活的文化圈子里，他们可能是最为严肃、僵硬，以及自我保护意识强的一群人。他们的团体到最后也发展得与前个族群一样正向与积极。当然，这并不表示我的工作就很轻松容易。我记得曾经带领过一个全部由教育家所组成的团体，一开始他们停留在非常表象与肤浅的交谈上。在团体的互动中，渐渐地，他们进入了较深的层次。但是到了晚上，他们所说的内容却变得越来越无聊了。有一个人问："我们现在所做的，到底是不是我们'想'做的？"回答几乎是一致性的"不"。但在不久，谈话又回到了令我索然无味的社交辞令上，我整个人当时感到进退维谷。因为在团体第一次聚会时，为了减少团体的焦虑，我曾经强调，团员可以使这个团体成为他们所希望的样子。而此时，他们似乎在很强势地告诉我："我们就愿意花这么多的钱来谈谈这些无聊的事。"如果我当时告诉他们我觉得很无聊，也很懊恼，这似乎又违背了我一开始所承诺的自由。① 在挣扎了好一会儿之后，我觉得他们有权利去谈那些无聊的事，而我也有权利不忍受它，于是我决定静静地离开回房睡觉。在我离开之后，到第二天早上，学员们对我的行动反应很不一样。有一个人觉得是受到了责怪及处罚；另一个人觉得我对他们耍了把戏；第三个人则自责，为他们的浪费时间而羞愧；其他的人，对这种无聊的交谈如同我一样，都感到厌烦。我告诉他们说，在我的自我觉察中，我仅仅想要使我的行为与感受表达一致，至于他们是怎么理解的，我觉得他们有自己的抉择。有意思的是，至此，他们彼此的互动就变得比较有意义了。

对个人的接纳

对团体是否投入，我觉得团员们是有其自由的。如果有人愿意在心理上站在团体的外围，我也是默许的。或许团体不希望他持有这种距离的态度，但我个人却不反对。有一个大学的领导曾说过，在团体中他有一个很重要的体会，就是他了解了他可以很舒服的、自在的不参与团体，而不会受到强迫。"对我来说，这是一个非常重要的体会。"我认为有了这种不被"强迫"的经验，此人在下一次的任何情况中，参与的机会就大得多。据报告，在参加团体一年后，这位大学领导的立场已从不参与转为参与了。

我对个人的安静和沉寂是接受的，我很确定这种行为不代表痛苦或抗拒。

我这个人很容易接受别人告诉我的讯息。对一个团体促动员而言（我平常是个心理治疗师），我很轻信他们所说的，我相信人们所说的就是他们的实情。如果不是如此，一个人以后可以随时更正他所说的，而且多半他会如此去做。我不想将时间浪费在猜疑上，那不值得。

---

① 我在第一个聚会中已说过，"我们可以按自己的意愿来组成这个团体"，而针对这个说辞，我更愿意自由而诚实地表达："我不喜欢我们现在做的。"我们对自己的错误总是要负责的。

每当有人询问我过去的经验，我的回答是较多感受的分享而较少事件的陈述。但是，在沟通中，我觉得二者同等重要。我不太喜欢"我们只谈此时此地"这条规矩。

我试着清晰地传递一个讯息，那就是，任何团体所发生的，应该是出自于团体的抉择——无论它是清楚的还是不确定的，是有意识的还是无意识的。在团体的进展中，我渐渐地成为团体的一个参加者，我也愿意对团体尽一份力，但我对所发生的一切皆不控制。

51　8 小时完成 8 小时的工作，40 小时完成 40 小时应完成的，它们均呈现出价值，甚至只有 1 小时的团体聚会也会有 1 小时的价值。对于这种"事实"，我是很自在、舒服的。

同理心的理解

在团体中我所展现的最频繁也最重要的一个行为，就是希望了解每个人在沟通中所要表达的真正意思。

对我而言，当我通过对谈话复杂性的探索，以及此人对他所说的有"意义"的回馈，我视为"理解"的一部分。举个例子来说吧！在与一个做丈夫的前后不一致且非常复杂的谈话中，我是如此回应的：

"原来如此，渐渐地，你把原先与妻子沟通的事情就此打住，不再与她交流了，是这样吗？"

"是的。"

我相信这就是所谓的促动（facilitative），同时也澄清了说话人所说的，并帮助团体理解其所传递的讯息，而不会将时间浪费在了解烦琐细节的问与答上。

当谈话变得一般化或理性化时，我会在整个谈话内容中，挑选出有个人意义的部分来回应。我或许会说：

"当你用这个一般性的形容词来述说在这种情形下每个人都会做的行为，我在想，你大概说的是你自己吧，是不是这样？"

或者，"当你说我们都是这样做，也如此感受，你是不是说你会做这些事，也会如此感受？"

有一个团体在一开始，团员艾尔说了一些有意思的话，而另一个团员约翰就开始不断地针对艾尔所说的内容提出问题，但是我所听到的却不仅是问题。终于我问约翰："约翰，你不断地问艾尔问题，你想要了解他到底说了什么，以及他的意思是什么。但是我想，你大概是想对艾尔说些什么，而我并不知道你到底想说什么。"约翰听了之后，沉默了一会儿，开始表达出他真正想说的。事实上，到此时，他对艾尔所说的一切，为的是找出自己的感受。他不断地向艾尔提问题，因为这样他就不必直接面对自己的感受。这种方式似乎是一种很普遍的行为模式。 *52*

我很希望自己能够理解双方所表示的不同感受。在一个讨论婚姻关系的团体中，有两个人所持的意见非常不同。我回应如下："在你们之间的确存在着很大的差距，因为瑞杰说'我喜欢两人的交往是和谐的、平静的及愉快的'，而温尼说'我不喜欢你说的，我要的是沟通'。"我的这个陈述帮助他们澄清了二者的不同之处。

用我的感受来运作

我越来越能够自由地运用我产生于"当下"的感受，来洞察自己与团体或与个人、甚至是与自己的关系，我几乎可以感觉到自己与团体的整体或是与每一个成员的互动，是如此的真实与真诚地表达着我的关怀。这很难用任何理由来解释，因为它是一个事实。每一个人都是如此的有价值，但是这个价值却不能对"永恒的友谊"做出任何保证，它是一种存在于"当下"的关怀与感受。我想我对它的感受是如此的清晰，因为我从来不认为它会是永恒的。

当我做同理心的回应时，或许会很容易受伤。我这种想要理解他人的心，并且愿意在他承受痛苦时在心理上陪伴他，或许是从我的治疗经验而来。

在任何互动中，无论是有意义的或是继续性的，我都很努力地表达我"一直"有的感受。但很显然，在互动的开始，它并不会很快速地被表示出来，因为许多感受尚未持续地发生。举个例子来说吧！当

一个团体开始时，我如果不喜欢某人的行为，我并不会立刻说出来，
但如果这种感受一直存在的话，我就会表达出来。

关于这一点，有一个团体促动员曾说："我一直试图根据第 11 条
戒令行事，那就是'你要表达你现在所体验到的感受'。"

但另外一个人却说：

"你要知道我的看法吗？我认为我们应该有我们的选择。当我选
择表达我的感受时，我就表达；当我在其他时间或情况下不想说出感
受，那么就不要说吧！"

我比较赞同第二个人所说的，因为如果一个人非常"自我觉察"，
能意识到他任何时间的所有感受及其复杂性，并且很仔细地聆听了它
们——那么，他有可能在最合适的状态及时间来"选择"表达它们还
是不表达，因为有的时候，如果时机未成熟就表达某些感受，那就是
不明智的。

我对我内在所出现的想像、冲动、字句及感受有很大的信任，如
此我可以运用整体的我，而不仅是我"意识"到的我来认识一切。例
如，"我有时候会突然想像你是一位公主，而我们都是你的子民"，或
许"我察觉到你既是审判官又是被控诉者，而你严厉地对自己说'你
在各方面都是有罪的'！"

或许，有时候这种直觉是更复杂的。譬如说，有一个很负责、很
能干的老板在说话的时候，我会突然觉察到在他内心有一个小男
孩——一个过去的他，一个害羞、没信心、害怕的男孩——这个他，
是这个老板所要逃避的、否定的、内在的我。而我多么希望他能够关
爱与滋养这个男孩，所以我也许会说出我的感受——并不是说出这个
"事实"，而是说出我的直觉，往往这种分享会意想不到地带来一个人
的开放与反应。

不但要说出我的积极与关爱的感受，也同时要表达我的怒气、挣
扎或是不舒服的感受，或许它带着一点冒险。一方面，在团体的初
期，我想我对某些团员所表达的那些温暖的、美好的感受，可能会对
团体造成伤害，因为它可能会造成其他团员不敢说出自己的怒气或不

高兴的感受。如果等到团体的尾声才表达出来，就会造成不愉快的结束。

我也发现要快速地或轻松地意识到我内在的愤怒情绪，是有些困难的。对于这一点，我觉得有些遗憾，现在正在一点一点地慢慢学习。对于那些我在不自觉中表达的"当下"感受，我觉得蛮好。这里有一个会心团体，它的团体过程全都有录音，它是一个发展得很大的团体，两年之后，我才听到了他们的录音内容。在听的时候，我很惊讶我对一些团员所表达的感受。如果有些团员在两年之后，在我尚未听录音时告诉我，"你曾经对我表示出某些感受"，我想我一定会完全否认。但是，现在我们有一个证据，这证据显示我无需字字斟酌或考虑每一个后果。我，一个团体成员，能在未自我意识的情况下，说出当下的感受，我觉得很好。

对抗与回馈

对于某些人的行为，我的倾向是去挑战他。"我不喜欢你说这话的方式，你似乎讲一件事要说上三四遍，我希望你在说第一遍之后就别再说了。""对我而言，你是一个牛皮糖似的人。当有人刺你一下时，当时你好像有点反应，但不久，你又反弹了回来，好像没事发生一样。"

我想挑战另一个人的大前提，往往是想要明白到底在我内心发生了什么，我想了解我内在真正的感受，为何在当时是如此强烈。我会说："在我有生之年所参加过的任何团体，没有一个像现在这样令人生气。"或者我会对一个人说："今天早上我起来，第一个感觉就是'我永远不想再见到你'！"

对一个人的自我保护提出"攻击"，我以为是太过批评性的。如果有一个人说，"你隐藏了许多内心的愤怒，或是你用脑太多了，或许你很害怕你的感受"，我认为这类语言，对团体的促动没有什么帮助。但是如果对某人的冷漠感受到挣扎，或是他的理性令我生气，或是他对别人的残酷让我愤怒，我就会用存在于我内心的挣扎、生气、

55

愤怒来挑战他。对我而言，这是非常重要的。

当我挑战某人的时候，我会引用很明确的材料。例如："现在，对我而言，你又变成了那个你形容的、不计一切代价想要得到别人同意的男孩子！"

如果一个人面对我或他人的挑战时，觉得很焦虑、痛苦，如果他愿意，我会帮助他，"放他一马"。我会说："你看起来已经受够了我们，你要不要我们暂时放松一点?"一个人只能随着别人的回应，来学习自己需不需要大家的回馈与挑战，因为这虽然很痛苦，但有时却对他有帮助。

自我问题的表达

我是一个很愿意与人分享自己问题的人。如果我现在觉得很悲痛，我会在团体中说出来。但是作为一个专业的人，我很在意如何兼顾我的专业伦理。如果我是团体的促动员，带领的团体是付工资的，那么，纵使我有许多严重的问题出现，我也只能去见我的心理治疗师，而不会把它们拿出来在团体中解决。因为那样的话，就占用了团体的时间。但或许我在这一点上太小心了些。譬如说，我参加了一个教授团体，每星期一次。由于我上述的理由，我并未分享自己的问题，我内心觉得似乎欺骗了他们。现在回头看，如果当时我更真实地分享我的不舒服及沮丧的情绪，我相信他们会分享得更多一些。我觉得没有什么比真实的分享自己的感受，更能促动团体的进展了。

我认为，在团体中如果没有自由表达自己的问题，会产生两个不幸的后果。第一，我无法好好地倾听他人；第二，根据我的经验，团体会感受到我所表现出的沮丧的讯息，团员们会因此而以为他们在不知不觉中做错了什么。

避免计划及做"活动"

我对"虚假"是非常不以为然的，我不会用任何已经"计划"好的方案来带领团体。如果有任何团体在"试验"某些进行的方法，我认为团员及促动员应一起参与讨论，然后再作决定，是否要在团体中推行这种方法。在一些很特殊的情形下，当"挣扎"太大，或是团体进入"高原"状态时，我尝试过一些小策略。但是，很少有任何帮助。或许这就是为什么我对任何计划的策略都没有信心的原因。

我认为如果有任何事先的计划，可以提出来交给团员们做参考，而要不要采纳，仍是由他们来定夺。我曾经带领过一个非常被动、漠不关心的团体，为了要将他们带出这种忧闷的气氛，我建议大家围成两个圈，外圈的人代表内圈的人说出后者内心的话，这种方法别的团体曾用过。但是，这个团体仍然无动于衷，在一个小时内，大家依然如故。只有一个人突破了这个僵局，站起来对团体说："我要为约翰说话。我想我要说出他真正的感受。"之后，许许多多的人也如法炮制。自此，团体就开始进展。他们是用了方法，但不是死板的，而是自然而真实的态度。

对我而言，只要是自然发生的，没有什么东西叫作噱头。所以，任何方法，例如，角色扮演、身体接触、心理剧或我所提过的活动等，只要它们能帮助一个人表达当时的感受，人们都可以用它们。 *57*

这使我想说，"自然"是我所知道最为珍贵与难捉摸的要素。有时我在这一个团体内做某些事非常自然，功效很大，但在下一个团体内我试图再"自然地"做一次，不能理解的是，它却不成功。显然的，这个"自然地"还是不够"自然"。

避免对团体进展过程评论或解释

我对团体进展过程的任何评论都非常谨慎，这些评论会使团体太在意自己，会使它的过程放慢，会给团体的学员一种被审查的感觉，也会使团员觉得我对待他们不是从"人"的角度，而是视他们为一个块状物或聚集物。如果真的有任何对团体发展的看法，那么这种看法最好是来自团员自然地流露。

至于对团员个人进展的评论，我也有同样的感受。譬如，有关竞争，我以为公开地去经验它，比团体促动员标签（Label）某个人的行为要重要得多。然而，如果评论来自团员本身，同为某些理由，我却不反对。例如，曾经有一个身为教师的学员对于他的学生老是向他提问题而且希望获得解答而提出抱怨。他认为学生们不能自立，他一方面抱怨这些学生的行为，一方面却一直问我他该怎么办，他一直在问。有一个学员最后说了一句："你看你，你自己不就像那些你所抱怨的学生吗？你给了我们一个很好的榜样。"这个例子很有价值。

我对于一个人行为的背后所蕴涵的内容不太做探究或是给予任何评论。对我而言，对于一个人行为的发生原因来做解释，充其量不过是一种高度猜测，这种解释或是评论只有在"权威"以其经验做后盾而提出来，才有其分量，但是，我却不喜欢这种"权威性"。"你之所以会有这种恫吓人的行为发生，是因为你感觉到自卑懦弱。"类似这种权威的声明，不是我所能做的。

58　　**团体的治疗潜力**

当一个人在团体中显现出精神异常的行为，或是出现奇怪的举动时，这是很严重的事情。我渐渐学习并相信，团体的成员比我更有治疗能力。作为一个专业人士，有时候会掉进"标签"的陷阱中。例如，我们会判断说，"这是偏执狂的行为"，结果是，有人会以对待物品的态度对待此人。但是，在一个很单纯的团体中，团员们仍然用的是对"人"的态度来面对此种有"行为偏差"之人。从我的经验来说，这更具有治疗效果。因此，在这种情形出现时，我往往相信团员比我更有能力、更有智慧来帮助此人。事实上，我总是很惊讶团员们的治疗能力。这个现象是令人谦虚与振奋的，它使我了解未经过专业训练的人，只要他能"自由"地发挥它，他就有令人想像不到的助人能力。

肢体运动与接触

在团体中，我尽可能自然地用肢体来表达自己。我并不是一个在这方面特别自在的人。但是当我坐不住时，我会站起来伸展一下肢体并且走一走；如果我想要和某人换位置，我会征求他的同意。如果一个人有需要，他可以坐在或躺在地板上。虽然有些团体促动员能够有效地鼓励大家做一些肢体活动，但这却不是我的风格。

慢慢地，我学着在适当的时间，真实地、自然地，用身体的接触来回应他人。有一次，有一个年轻女士分享说她做了一个梦，梦中没有一个人爱她，她很难过地哭了。我拥抱、轻吻她以示安慰。当一个人感觉痛苦时，我觉得我要过去用手臂环绕着他，仅此而已。我要再次申明，在意识层面我并不鼓励这种行为，但对那些能放松、自由地用肢体表达的年轻人，我却很羡慕。

三代人的看法

当我写完上文之后，有一个机会与我的女儿娜塔莉·罗杰斯（Natalie Rogers）和孙女安妮·罗杰斯（Anne B. Rogers）——她是一个大学生——来讨论这种非语言沟通及肢体的接触。娜塔莉常常带领团体，是一个团体促动员，而安妮也才参加过一个会心团体，而且觉得它非常有价值。她们对于我并不太强调这些肢体接触以及非语言行为的重要性有些失望。而我也觉察到，如果要将每个人所洞察到和注意到的进行交流，就会看出一个家庭中三代人对非语言沟通与肢体接触这件事，有不同看法。接下来的表述，并不是我们的谈话记录，而是谈话精要，对话内容以第一人称进行，以便清楚地表示出这是她们自己的看法。第一个是娜塔莉：

> 在我所参加的团体中，身为一个团员，我从非语言和肢体接触中得到了许多。故而，在我所带领的团体中，我觉得我能比较自由地运用它们。我发现团员们觉得这种新式的沟通方式很好，而且他们也在经验中总结出这是一种可以采用的新方式。
>
> 我总是在我所参加的团体开始时用这种方式，我发现我很难告诉人们如何做，甚至建议他们该怎么做。但是任何团员在任何情形下用此方法时，我却能给予支持，给予机会。如果我仅是团员的话，我就希望有选择的自由——对所建议的方式去冒险采用

或不用。我不喜欢别人命令我，所以我也不命令别人。

60 　　我想在我们的文化中，人们对触摸有很大的障碍，认为它只代表一个意义，那就是与"性"有关，无论是对异性还是同性。当我们如此理解肢体触摸时，我们剥夺了我们应有的温暖与支持。而团体却提供了一个保护的环境，让一个人可以冒险用这些方法，并从中去弄清楚自己对触摸的感受。一位女士也许发现自己渴望一个小她一半年纪的人，给她一个父亲式的拥抱；在她可能对另一个女人有同性之间的爱恋之情时，却同时发现自己被另一个特殊的男人所吸引。这些感受都是可以接受的。基于这些新发现，她可以做一个合理的选择，而不必害怕它们。

　　对我而言，非语言的活动，要与团体的需要与状态，以及个人的需要与状态相呼应是非常重要的。我觉得任何团体在建立互信互赖的初期，做一些可以帮助个人表露较深层的自我的活动是合宜的。

　　譬如说，一般人通常在团体的初期，会用参加鸡尾酒会的态度来介绍自己："我是一个母亲，一个社工。"如果这样的话，我就建议每个人用粉笔画一个抽象的自我或自画像，他们可以在加上文字的解释之后，用图钉钉在墙上。"这一团乱七八糟的红块，代表着我生气的一部分，它大多数的时间是被压抑与封闭的，但是，它却会不时地在不同的情况下发作。"

　　当团员开始对图画提出问题时，我总是会防止他们做出任何的解释。这个活动的目的是显露自己。

　　偶尔，我会说一些话，来帮助大家快速地熟识起来："我们似乎对一些超过一般社会所接受的认识方法，有些难以适应。对那些想要用新方法的人，我建议我们在团体中用握手、双目对视及称呼名字的方式来彼此介绍。（几分钟之后）现在，停止握手，用另外一个方法向对方说你好！"

　　人们从这种方式中，可以让自己也让他人得到很多有用的讯息，这些讯息在以后的聚会中有可能用得到。

另外，我觉得瞎子走路——一个人带着另一个蒙着眼的人走路——是帮助一个人面对自立的态度的有效方法。还有许多称为 61 "信任"的活动皆可采用。对我而言，这些游戏不仅仅是聚会的活动而已，而且要在恰当的时间应用，以探索一个人的感受。

我曾经与别人联合带领过一个称为感官知觉的觉察团体，参加的团员是一些有疏离感的青少年。我用了厄斯冷（Esalen）机构所研发的许多方式，同时，我也是他们每星期一次的团体治疗师。这个治疗团体大多数是处理过去在家庭、社会等不太好的关系中所形成的经验。感官知觉的觉察体验似乎补足了治疗的不足。它们强调在生活中的积极经验——对另一个人所产生的嗅觉的愉悦、触摸及意识感的体察以及当下的真实感，这些都可以体现出这些青少年的关爱之心。

有一天，有一个男孩似乎被孤立于团体之外，我问他我们要如何做才能使他参与到团体中。他回答说："这个星期，无论在家中还是在其他地方，我都觉得很辛苦，很困难。我需要的是身体按摩。"说完之后，他趴了下来，团员们都围绕着他，很关爱地、很彻底地为他按摩，他似乎深深体会到这份关爱。

通常，任何团体领袖若是允许这种行动的话，非语言的行为往往会自然发生。

在一个成人的团体中，有一位男士要求大家分享一下对他的看法，其他团员就很诚实地说出了对他的印象。对我而言，他似乎很孤独，很害怕，也很被动，因为从他以前的表现、姿势以及他所坐的角落，可以看出这些。轮到我的时候，我要求他从他所坐的角落中移出来，坐到我的面前，以便能直接地回应他。我轻轻地在他肩膀上推了一下，他向后仰了一下，我又推了他一下，他往后仰得更多。我开始觉得生气，因此在他的肩膀上用力地推他，我们看着对方，但一言未发。他终于反击了。我们彼此挣扎着，较量着，而我发现我无法将他推倒。在我们的分享中，我们都觉得从这个经验中学到很多。我暂时相信，他在此活动中，更像个男人。

62　　　我们总是花时间来谈我们从非语言及肢体接触中所得到的意义。我觉得有几点是我重复所学习到的。其中有一点最为重要的，就是降低"性"方面的迷思。这并不表示，男女的接触再没有"性"的内涵，只是这种接触不再那么令人害怕，而接触也有很多不同的新的意义，它也为个人提出了一个问题："我是否能够真实地与人接近?"由于在生活中，用说话来反对他人或是自己比较容易，而非语言的经验则会要求我们问自己："我是否真诚? 我所说的是否都出自于我的本意? 或是只有在行动中我才最为真实?"这些都是我在非语言与肢体接触的团体经验中，所发现的事实。

以上是我女儿娜塔莉从一个团体促动员的角度所分享的她的个人体验。

现在是安妮。我的孙女在一个周末的会心团体中，第一次有足够的信心来用肢体接触同伴。下面的叙述，也是我们谈话内容的重点。

　　　约翰是我们的团员，他在以前的团体中有心理剧及肢体运动的经验。一开始，他用那似乎比我们高一等的态度，来与我们对抗。但是，在第一次聚会结束前，或许是由他开始，我们每个人都移至房间的中心，彼此勾肩搭背的紧紧地围成一个圈，闭上眼睛，左右摇摆。这种感觉真棒。第二天再相聚时，我们都觉得能更自由地运用我们的肢体来碰触他人。

　　　我很难将我们所有的肢体接触的方法说清楚。有时候我们坐在地板上紧紧地靠在一起; 有时候我们就只是握着对方的手; 有时候有的人对其他人生气时，就会很用力地彼此推挤，在此时，我们就会围着他们，保护他们。当然，我们也有很温和的举动——彼此拥抱，或是一起去散步。有一次，我们对团体的促动员表达我们的感受时，我们轻柔地将他的身体前后摇晃。有一个

63　晚上，我们有点神经兮兮，就像猿猴一样地跳起舞来。当我们很

自在地接受"该发生时就发生"的状态时，我们都觉得很好玩。

在温暖的团体内，有两个男士很害怕"碰触"，其中一个男的已经结过婚，他认为如果对异性有肢体的接触，或是表达温柔的感受，就是对妻子的不忠。他在团体的互动与发展中，慢慢地改变了。另外一位是一个年轻而态度紧绷的小伙子，他觉得一旦他不好好地控制他的感受，特别是愤怒及性感受，他就会完全失控。

这个年轻男士在一个场合中，叙述他在家里的一个问题时非常激动，而这个问题与我在家中所碰到的很相似。我开始哭泣，并走到他的身边将我的头靠在他的肩膀上，我觉得这个行为似乎帮助他明白了，与一个女孩子的肢体接触并不必是有任何"性"意义的。之后，我们便能够讨论他的"沉重"是如何吓坏女孩子的。

安妮对我说：

"我将肢体接触对我有何意义全部写了下来，它们都是很粗浅的。如果你要用它的话，你可以用。"（由于篇幅的关系，我无法全部引用，我摘要了一些，以下的描述就是这些内容。）

语言沟通是非常需要的，但是语言也会成为障碍，它可以用来防御我们，以避免与他人接触。我如果想要用其他的方法来表达自己，我能做什么？我能够与你接触吗？我可以用我的眼睛、我的微笑或肢体触摸来与你接触吗？

我们走来走去，试图不要碰到别人；我浪费了许多精力去"避免"，去"躲避"，但是没有任何事物比人类的相互拥抱、关爱、碰触更美好的了。去体验一个人的安全感与温暖，并报以温馨及支持的力量。一个人的语言常常可以骗人，但是一个拥抱却可以传递无言之声的真实。

为什么我们这么害怕碰触？因为碰触代表了——性。

你难道没有看到这一点吗？这无所谓黑白分明的事实，而是横跨黑与白之间所有领域的一项事实。是的，触摸、拥抱、相扶持，都带着"性"的色彩，最冷漠而有距离的握手，甚至情绪的否定，也都与性有关系。其实，要处理有关"碰触"、"触摸"这些事，不是去"非"性，而是去了解、承认感觉与感官的存在并且接受它。也许我们会发现，它在我们内心中所引发的"回应"并不是害怕或厌恶，而是拥抱所带来的内涵——喜悦、温暖与爱。

当我在一个团体内，或是与某个人相交时，有对肢体碰触是否被接受的不确定感时，或是当我想去握住某个人的手，告诉他我了解但却有些犹豫时，我会觉得内心有个结，或是觉得堵得慌，就好似坐在一座火山上但却不能爆发一样，那种感受真的很糟糕！我的大脑会这样告诉自己："别那么傻了，你会被拒绝的，别人会觉得不舒服，觉得你很怪异，每个人都会怀疑你的动机，别引起别人的注意。"这样我就会乖乖地坐着，但是内心却觉得紧缩，很焦虑并且觉得害怕，那时我多么希望自由！

当一个人觉得真实与温暖时，一切都是自然与可爱的，他就会自在地感受到生命，并感谢与分享它。

在前面，我说了太多的题外话，但我希望指出，这不仅是在会心团体内的一个现象，也是在我们文化中的一个现象。从前面的分享，我们可以很清楚地看出，我的女儿娜塔莉在带领她的团体时，比我更自由地运用肢体与活动来促进团体。而更明显的是，从一个大学生的立场来说，若是我，就无法像我的孙女安妮那样感性，或是能写下这些动人的记录。

以上所述，是我从三个层面来探索这种肢体活动与接触，是可以在团体中被鼓励运用的工具。现在，我要谈谈在团体中的其他事情，而这些事情都与我在团体内的带领方式有关。

我所意识到的一些失误

比起一个无动于衷的团体，我觉得自己更适应一个表达感受——任何感受的团体。对于激发一个"关系"的产生，并不是我所擅长的,我往往很羡慕那些能够激发团体间产生真实而有意义的"关系"的团体促动者。因此,我常常选择这些特质的人,作为合作者来带领同一团体。

前面我曾简单地提过,对于"生气"的知觉与表达,我通常是比较缓慢的。往往是事后我才觉察并表达它。在最近的一个会心团体中,我对两个学员的态度非常生气,当时我对其中一人并未察觉到这种感受,直到半夜时刻。因此,我只有在第二天的早上表示出我的生气。对另外一个人,我当时就觉察到,并且也适时地对他表达了。在这两种情况下,表达感受都带来了真正的沟通——加强了我们彼此的关系,并渐渐地喜欢上对方。在这方面,我真是一个学习迟缓的人。到后来,对于那些能够不再固守自己的自卫心,并能放松地在当下就觉察自己并且表示出感受的人,我真的是很欣赏。

一个特殊的问题

在最近的几年,我碰到了一个与成名有关的问题,那就是,由于写作与教书,我渐渐地为许多人所知道,因此,参加会心团体的人对我有所期待——在我头上加了光环,或是认为我脑门上长了角。我试着在最短的时间内从这些"渴望"或"害怕"中脱离出来,用穿着、态度甚至用语言传递出我只是一个人而已的讯息——我不仅仅只是一个名声、一本书或是一个理论——在团体中,对团员们,我试着去"成为"一个人。这总是新鲜而有意思的——在一群人中,在高中女生中,或是在生意人中——我必须要努力使自己成为一个"人",而不是一个名声。我会在团体的开始亲吻一位用挑战的口气对我说"我不明白你有何种特殊条件来带领这个团体,这似乎是一件很冒险的事"的女孩,并回答她说,"我曾经带领过一些团体,并且希望这些经验使我够资格来做这件事"。当时,我可以理解她的担心,因为他们肯定会对我有自己的判断。

66 **一些没有促动作用的行为**①

虽然在这一章的开始，我曾经说过有许多方式能促动团体，但是也有一些人的方式我不很推荐，因为它或是没功效，或是会对其他团员造成伤害。为了诚实地表示出我的这个观点，我得列举出一些这种行为。由于这个领域的研究，正处于婴儿阶段，下面所列举的行为并非有"研究成果"的充分支持，而仅是从我的经验中产生的看法与意见。

（1）我对那些剥夺团体兴趣的促动员有很大的怀疑。有一些促动员的口号就是"快速引起公众的注意"，或是"跳上快乐花车"。如果我与他们相处的话，我会觉得像被侵犯似的难受。

（2）当一个促动员要操纵或催促一个团体的进展，或是为它定规矩，直到他达到自己的一个没有说出来的目标时，我认为他就是一个不太有效的促动员。只要他有一点点的这种意图，就可以摧毁或降低团员对他的信任——甚至更糟糕的——使这些团员成为他的崇拜者。如果促动员有任何"目标"的话，他最好能说明白，讲清楚。

（3）另外，当一个团体促动员用多少人哭、或是被刺激、或是有某些行为发作，来计算团体的成功与否，我认为这是一种假象的评估方式。

（4）我并不认为那个只用一种方法来带领团体进展的人是一个值得信赖的促动员。对一个人而言，"攻击性的自卫"是唯一的方式。而对另一个人来说，将一个人内心的愤怒给诱发出来才是唯一的。我很敬重心纳农团体与它在药物成瘾上的治疗效果。但对于他们把似真67 还假的感受所引发的攻击性，作为团体成功与否的标准，我不敢苟同。当一个人有愤怒或敌视的感受时，我主张要将它表达出来。当然不仅仅是这种感受是值得重视的，在团体中，我们还有其他的感受，

---

① 在写这一部分的时候，从与多人交谈中，特别是安·瑞佛斯及威廉·卡尔森，我受益匪浅。

也是值得公平对待的。

(5) 还有一种团体促动员我也不会推荐,那就是以自己为中心,将自己的问题带入团体成为大家的焦点,而忽略了其他团员。这类人不适合做促动员,但却适合成为一个团员。

(6) 我也不太喜欢那种经常给团员的行为动机或原因做解释的人,因为万一这些解释不正确,它们起不了任何作用。假如正确了,它们又可引起成员内心深处的自卫性,或其他更严重的反应。例如,剥夺了他的自我保护性,而使之处于脆弱的状态。更甚者,会伤害其他的人,特别是那些在团体聚会之后所发生的事情,像"你有许多潜藏的愤怒呀"、"我想你是在补偿你那根本缺乏的男子气概"这些说法,可以在一个人内心造成长期的腐蚀,而使他的自我理解能力受到严重的威胁。

(7)"现在我们大家都……",我对使用这种语词来带领团员们做活动的促动员很不喜欢,因为这是一种操纵行为,使得团员们无法拒绝。我认为任何活动被带进团体中,每个团员都可以选择参加或不参加,他们应该有这种机会来表达自己的意愿。

(8) 我不喜欢那种在情绪上与团体保持距离的促动员——就好像他自己是个专家,可以用高超的、比别人棒的丰富知识,来分析团员们及团体的进展过程。这种现象出现在那些靠带领团体为职业的人身上,他们内心缺乏对团员的尊敬,也充满了自卫心。这类人否定自己的自然感受,而且给团体立了一个榜样——冷静而分析型的人永不卷入其中——这完全与我的理念相背驰。而每个团员会很自然地学到完全与我所期待的相反的东西。

我期待的是无自我防卫与自然流露——我个人希望它们能在团体中出现。

让我再说清楚一点我的立场,上面我所提到的具有那些特质的人,如操纵性的,过度解析性的,攻击性的,或是情绪冷漠性的,我认为他们很适合作为团体的参加者,团体自然会处理他们。团员们不会允许这些行为继续下去。但是当团体促动员出现了这些行为时,他倾向

68

于在团员们意识到并去挑战他之前，就先设定一些规范来束缚他们。

结论

我尝试着将我喜欢的促动员的行为与态度叙述了一下，但我并不是每一次都能够使团体达到我所希望的目标。如此，团体经验对我本人或团员来说，就不是这么令人满意了。我也同样讲了一些我所不喜欢的，我认为对团体进展无益的行为。在这儿我只是抛砖引玉，希望借此鼓励其他的团体促动员，说出他们带领团体的不同方式。

第四章　会心团体后的改变：
个人、关系、组织

对于强化团体是否能促使人产生有意义的改变，尤其是行为上永久性的改变，引起了许多人的辩论。我在这儿想谈一谈这种团体经验对个人、对他们之间的"关系"，以及对其所属组织方面在政策、结构上的变化。由于这方面的研究是如此之少，所以对于这个主题的探讨，都是从我个人的经验而来。

因为某个原因，我发现我想要先强调"结论"，这本不是一个很好的方式。之后，我会给大家再说一说我对这些被引用的个人或事件等资料的感受。

首先，我要跟各位说的是，我所说的这些，大部分是我及同事们在带领团体中所得到的经验。我相信我们所强调的重点，与今天普遍所接受的原则有些不同。在前一章中，我已经说过，我们认为接纳与理解比操纵更重要；我们信赖团体及团体进展，超过信任那些有特殊才能的团体领袖；我们希望有语言与非语言的交流，而非只有一种方式而已；我们希望团员在过程中发展出自己的目标，而不是早早地就预设诸如幸福、喜悦、有效的组织性行为等；我们预料到，如果能带来成长，这个团体的进展过程肯定会是痛苦的——事实上，我相信所有的成长都会有困扰、紊乱以及不满意的地方。我们也不相信，无论任何令人振奋的团体，它会在团体结束的时候一切也都结束了，因为它的影响，会很明显地反映在团员离开之后他们的行为上。因此，我们只是在这儿呈现出非常广泛的特殊理论、方法、活动、实践及重点的一小部分而已，主要是表达出这种团体运动的特点罢了。现在，我要从我的角度问一个问题：在会心团体结束后，我在个人身上看到了什么变化？

个人改变

当我想要回答这个问题时，许多的记忆与印象都涌上我的心头。现在我要说的东西，就是这些涌出的思想。在这种接纳的环境中，在一个接受强硬、也接受温柔的团体中，一个人可以很明显地看出他在对自己的观念、对自己感受的探索上，都有可以衡量的改变。我看到许多人渐渐地意识到，无论在团体过程中还是团体结束之后，他们可以更真实地展现自己的潜力或表达更多的自己。一次又一次的，我看到许多人在哲学上、职业上及知识上选择了一个全新的方向，而这个选择，都是因为参加了会心团体的结果。但也有一些人，参加过这种团体之后，却一点儿变化也没有。有些人似乎在团体中一点都未投入，但是在离开之后其行为却发生了很有意思的改变。在我所带领过的数百人的团体中，有两个人的改变，我认为是负向的——一个在团体结束后，有暂时性的精神疾病发作，另外一个（在参加团体之前就出现过许多的精神病症状）在团体之后精神病复发。这两个人的情况，都是在 20 年以前发生的。我想，在今天的团体中，大概比较少有这种情况的重演。有许多人在会心团体结束后，开始寻求个别心理咨询或团体辅导的帮助。从某些例子看来，能够从个别或团体的心理治疗得到帮助，是很好的一步，它是一种成长导向。但是从另一个角度来看，我们也可以问一个很合理的问题，那就是，或许是团体的经验带来的如此快速而痛苦的改变，使得个人"被迫"要去寻求更多的帮助。如果真是如此，我个人认为这实在是太不幸了。

关系改变

我现在提出第二个问题，并且再次给一个重点性的答复。在参加过会心团体的人身上，我到底看到了个人在关系上有什么改变？就我所知道的某些个人，在他们与另一半及孩子的沟通深度上，有着奇迹般的变化。在有些情况下，这种戏剧性的变化往往发生在第一次分享自己真实感受并且每晚都回家的团员，或是参加夫妻或家庭团体的团员身上，因为他们可以分享自己成长的体验，或冒险表达他们的真实感受。无论是关爱的或是负面的，只要他们能觉察到并分享出来，虽然在交流过程中，他们牺牲了许多睡眠时间，但是在彼此的关系上都成长了不少。我看过许多父亲及母亲回到家中，多年以来第一次与孩子们沟通；我也看过做老师的，能将课堂内的集体转化成为对个人信任、关爱及学习的团体，学生们在那样的氛围中全程、全心、全人地参与学习，他们不仅仅对学校提供的课程开放自己，甚至在教育的各方面，他们都非常投入；有一些在竞争激烈的大企业工作的主管表示，参加团体之后，原本看似无望的企业关系，没想到却转变成建设性的关系；从一些学生的经验来看，未参加团体之前，大家嘴里说着爱与希望，而事实上的行为却表达出孤独与疏离感，只有在加入团体之后，大家才开始进入真正的交流与关爱的关系上。

有些情形则是，丈夫/妻子在参加过会心团体之后，由于他们的"自然"表达与开放态度，使得与另一半的沟通暂时、有时、甚至永远地造成了鸿沟；但是有时候，夫妻在生活中面临着被埋藏的不同性，他们也能达成协调；也有时候，他们会觉察到有些鸿沟是无法跨越的。我认为，如果我说团体经验所带给人们的关系改变是积极性的、建设性的，这也不尽然正确，因为有时候如果不从个人角度而从社会角度来看，也许有些负面的结果。

组织改变

在会心团体之后，一个组织的政策及结构会有什么改变呢？有关这一方面，在这儿我要谨慎地说一说。我曾经看过一些人本身有很大改变，但是在组织内的表现却没有太大的改变；有些老师个人有所成长，但是在参加教师会议时，却依然故我。但在另一方面，我也见过有些老师在参加了团体之后，回到教育岗位上，抛掉了打分系统，让学生参加所有的学校委员会，并且打通了行政人员、教师及学生的沟通渠道，校长、副校长及院长将他们的行政系统及流程改变得更人性化。

在企业领袖方面，有的将以往那种"定期属下评估"——令人焦虑而充满"判断"的系统——改成人性化的相互性与建设性的反馈系统；还有的人将彼此的沟通变为企业的中心与灵魂——此时他已了解了会心团体的价值，它使人更独立、更开放与更整合，而并非只是对企业的愚忠与听命。有许多企业领袖离开了他们的工作，神父、修女、牧师及教授们，挥别了他们的教会、修会及学校，因为他们在会心团体中得回了勇气，而决定在原属团体之外而非之内，为改变而努力。在教育机构，有一些参加过会心团体的人，当他们回到其原属团体中时，因为有所改变，反而引起了一些"分裂"。主张改变的成为一派，而反对改变的则成为另一派。简短地说，由于个人的生活发生了改变、获得了成长，他们通常也会将其带来的冲击引入其服务的机构内——往往会对传统的行政体系造成威胁。

这些尝试性结论的基础

我似乎是将写书的顺序倒了过来，但是它是一种很自然的发展规律造成的，以上所说的，都是我从个人的经验里所学习到的及得到的一种暂时性的结果。

什么是经验？与咨询活动联系在一起，我试着将会心团体的范畴扩大，如此可以增加我所学习研究的领域。我曾经有过 3 年的对加州科技大学的行政人员、老师及学生们的咨询经验（此非心理，而是一般的咨询），从中我学到了许多。另一个主要的经验，来自于在无原罪圣心修会（the Order of the Immaculate Heart）所办的大学、中学及小学的工作关系，也是 3 年的时间。除此之外，我还有一些比较短时间的团体经验，如与 6 个克拉蒙学院的行政人员及老师们，哥伦比亚大学的教授、行政人员、老师及学生们，13 所中专学校的教师及学生们，几所大学的心理辅导人员，大公司企业的老总们，不同层次的企业经理与护士们，不同的宗教团体，贫穷地区的健康服务人员，

医疗服务群体，以及在不同领域工作的医护人员们——时间皆是从 2
天到 5 天——最后在大学中用会心团体的方式来讲课。这种授课的形
式所产生的团体，有不同的名称——会心团体、个人发展团体、工作
导向团体及咨询团体。我曾经带领过"陌生人"团体、同事团体，也
带领过青少年团体及夫妻团体，举办过这种团体聚会的国家除了美国
之外，尚有澳大利亚、日本及法国，参加的成员有家庭成员、小学生
及成年人。非常幸运的是，我能与领域非常宽泛的个人群体接触，也
在不同的状态、形式下与他们一起工作，我也尽量做到开放观察。而
上面我已经提到过的规律，都来自于我的所有经验。

个人改变的案例

在前面我已提到过许多个人改变的事例，有人或许会想用这些事
例来推论其他人的经验，但其真正的功效却无法具有很真实的说服
力，就像一个售货员想要用简短的语言来诱导他人来购买他的货物，
是达不到目的的。我现在要用一个例子具体的说明。乔在离开了会心
团体几乎是 5 年之后，对他在团体内的经验及结束后其行为的改变、
生活的目标及人格上的变化，都有很清楚的描述。下面就是他写来的
一封信：

　　亲爱的卡尔：

　　　　我将向你描述一下在我离开会心团体近 5 年后所发生的一些
　　改变。我尽可能清晰与准确地表达出我的分享。这些改变在不断
　　发生，而且有一个固定的发展方向。先发生的似乎是为下一个改
　　变做准备。

　　　　当我去追忆与捕捉那个由你带领的一星期的会心团体的时光
　　时，我觉得我又再次地兴奋起来。而且我可以精确地感受到当时
　　的感受。我那时很高兴能够报上名去参加这个团体，但是心里却
　　没有一点底，因为我不知道它是怎么回事。我不明白什么是会心
　　团体，也从来没有听说过。我只知道我很喜欢你的心理与哲学理
　　念，它们也很符合我的理念。我非常兴奋自己能有一个星期的时

间向"大师"学习。毋庸置疑，这些"神授的特质"（charisma）事后被取消了。

星期一，我们开始了团体聚会，到了星期三我觉得很困惑，若从我的生活经验来分析，我不知道这个团体到底是怎么回事，所以我一直保持安静。有一次，有一个团员用很直接而批评的语气，对坐在我身边的男士说话，这引起了我的震惊。对遭遇的一切，我觉得害怕、迷惘，但当我经历了这个冲击之后，我对我周遭所发生的一切，开始觉得刺激与兴奋。这种好似新的、触动性的、使人迷醉而又害怕的东西，开始使我产生了真实感。我开始问自己这到底是真实的，还是只是游戏，并仍记得我说的第一句真实的话："我们是真实的吗？或者这只是我们为有趣而玩的游戏？"这大约是星期三，我依稀记得我对大家说："我不太确定自己是否想要认识大家，也不太肯定是否愿意让别人认识我。"

在我说这些话（或是在参与这个团体）的同时，奇妙的事情就开始发生了。最后两天，就像是一个新的存在体美好地诞生了，就好像我们梦想的一切美好都成真了。我非常难以形容这种经验，我并没有觉察到自己内心深处的感受，也没有明白它对其他人的价值，直到我分享我那从内心深处、从心灵的中心所呈现的真实感时，看到同伴们眼中所含着的泪水，我才真切地、深深地感到我是人类的一部分，这是我一生中从来没有如此强烈地经历过的。原本对那个虚假的我是如此敏感的团体，现在能接纳并确实地爱我，对我无疑是一份从来未梦想过的礼物。因为在那一刻之前，我从来不相信它是存在的。

我发现，当我分享自己这个深层的感受的我、这个一向隐藏的我时，我对团体中的某些成员提出了一份真实的、特别的、美好的且富有生命力的贡献。我真的不能相信这是真的，但我也不能否认它，因为它是如此的清楚与强烈。我犹记得当时的感受是如此的强烈，因为我觉得我第一次发现自己是存在于世界上的人，而我也可以成为真正的我，可以不再在意那些让我害怕的事，或是我所不喜欢的某些人，我仍然可以仅仅只是爱他们，或是被他们所爱。

虽然在我的生命中，曾经历过一些痛苦的成长，我总是带着对现实的积极希望。这种希望来自于我在第一个会心团体中深奥的经验——经验这种"人性"。这种"人性"是属于我个人的，也是属于其他人的，无论其他人是多么封闭。 76

那么，到底这第一个会心团体对我的生活有什么影响呢？在职业上，我完全没有变化。参加团体的时候，我还是个修士，而现在，我已经是神父了。但在一个神父的身上，我却内在、外在皆有变化。内在，我从一个男孩长成了一个男人；外在，我对于与一般人及权威人士的交往更自由了。内在，我对自己更具有意识感和觉察力，对他人亦是如此。身为一个心理辅导与治疗师，我的工作效率是百分之百，我非常努力地想要做一个有效率的心理辅导师——更真实、更能理解他人，也更能给予他人关注，在心理辅导员与咨询人的会谈中，它似乎没有什么局限了。

在团体聚会期间，我曾经做过一次心理辅导的实习。有意思的是，在我参加过会心团体之后，我再做心理辅导的时候，其发生的变化让我非常的惊讶。在突然间，所有我所学的理论都成为事实，没有人工凿刻的痕迹。

虽然，我不是一直维持着同样的高昂状态，有时候我觉得好些，有时又觉得差些，但无论如何，我与第一天踏进会心团体的我，已经不是同一个人了。离开了第一个会心团体之后，我一直在接受培训，以便成为一名心理辅导员与治疗师；之后，也参加了不少的会心团体。而今，我自己也已是一名团体的促动者。

本来我被预定为一所高中的校长，但我却改变了我的跑道，而进入了心理辅导学的领域，现在我在攻读"人类行为"专业的博士学位。对我的领导及我自己而言，我们都清楚，我比较适合留在与人有关系的专业领域工作，而不适合做行政事务。如果我那时没有学做心理辅导与治疗，而去做行政管理人员，我大概会 77

是一个很不称职的校长。现在，当我将在会心团体所学的经验，继续运用到生活中，我才发现自己的许多个人缺点会使我成为一名很坏的管理者，而今，我正在努力调整这些缺点。

如果要我说明到底在我身上发生了什么重大的变化，我必须要说的是，我开始更像一个"人"了。我开始对自己有了一个比较清楚与明确的"定位"。我看到自己有某些实在不令我高兴的地方，但它们是我整体的一部分，是可以被我及他人接受的。我开始"有"了自己，这个自己，在这个成人世界中，有时感觉像个小男孩，他有许多的害怕，这些害怕阻碍了他活得自在与充满活力，他不敢与别人真正的交往。当我开始为这个小男孩承担起责任时，这个孩子开始长大，而且变得强壮，或许他也不能再依附着我了，所以远离了我，我从此成为自己。

这是我唯一对我的变化所能说的，在此过程中，我必须放弃做一个小男孩的一些舒适感，并且越来越多地承担一名成年男子的责任。我觉得，成为一名成年男子是多么愉悦的事呀！

在第一次会心团体中，我学得了一些实际的经验，我对人们有了更多的信任，我知道其他人内心是喜欢我的，我知道我与他们分享了真实、美好，有时甚至是"痛苦"的存在。我对未来的人们有更多的希望，因为如果我们可以像在会心团体内那样"碰触"彼此，那么"救赎"就会在我们中发生，将我们从孤独的、死气沉沉的存在状态中，转移到人类活力泉涌的道路上。我可以真实地对人们说"是的"，因为我可以深深地感受与觉察到世界上的每一个生命，都是丰富的爱之泉源，只要我愿意投入，去叩开它的大门，使之向我敞开，并对他人呈现。我知道，就一般而言，它常常会因为我们的自卫与害怕而隐藏起来，但我也知道它已经在对我们开放，而且会对我们继续开放，这，就会让所有的一切不再一样。

尊敬你、爱你的乔

这个人的经验，几乎是非常积极的，虽然他并没有提到在这 5 年 中为了成长所经历的痛苦。对某些人而言，他们的成长经历过更多的 痛苦，关于这一点我会在第五章中加以说明。

从这些人的经验中，我更能有发自内心深处的确信，确信经过会 心团体的人们，的确可以在团体中及团体外产生深度性的个人及行为 的改变。当然，这种深度的改变，并非发生在每一个人的身上。更有 意思的是，虽然非常有限的资料研究结果，似乎与此不一致，但是从 在个人的自我观念的改变上而言，我们的确可以公正地说，改变是很 明显的。虽然在有些人的身上，这种改变并不太大，但是只要有 2 人、3 人或 5 人在会心团体之后，显示出戏剧性及永久性的改变，变 得更能自觉自己人性的存在，并真切地活出其生命的话，纵然它并不 深奥，但我会继续地对此事实加以肯定。

在"关系"上改变的案例

这里有 3 个案例，显示出在会心团体之后人们不同的状况。第一 个案例讲的是孩子们对于一个人的态度及感受的变化是如此的敏感， 纵然我们从外在来看一个人的行为改变是很不明显的。有一个母亲曾 参加过会心团体，在团体结束后写给同一期的团友、也是我的同事的 一封短信。信上写着："我和我的先生彼得关系挺好的，但是我却从 未提过我的孩子们，我对两个孩子玛利亚及艾利斯的争吵，感到很烦 心。对于玛利亚尿床的事，我也很受干扰，至于自己无法给他们足够 的爱，我也很困扰。我更觉得难受的是，他们根本不和我说话。有时 我和彼得对他们说了一些伤他们的话，我也觉得很不舒服。所以当我 星期六以这个新而真实的我回家的时候，我曾预测会有一些回应，只 是我没有想到这个回应来得如此之快，如此之强烈。"在她回到家后 不久，是小女儿玛利亚上床睡觉的时候，她问玛利亚她是否可以帮她 擦澡，"在这一个小时之内，我们谈了女性的经期、上帝、天堂、魔 鬼、地狱、憎恨的人、从厨房内偷糖果的噩梦及窗外的怪物，当然， 以前我们也谈过这些事情，但是却从来没有如此全面。艾利斯，长玛

78

79

利亚 15 个月的姐姐，也进入了浴室与我们分享她的经验。到了最后，她也加入了洗澡的阵营，这真让我很惊讶，因为她现在是青春期，非常在意自己的一切，尤其是身体，而她竟然能容许我替她洗澡。玛利亚说：'你在你的会议中学了什么？是不是学习如何好好地对待子女们？'我说：'不是，我学习的是如何成为自己，我觉得真的很好。'"

第二个案例是写给比尔及奥黛丽·麦高的信，他们是一个订婚与结婚伴侣团体的带领人。这封信是在团体结束后一年写的，内容如下：

> 这封信我已经开头一百次了，它是关于团体之后我到底发生了什么或继续在发生什么的说明，这封信充满了爱、眼泪与喜悦。

> 当我坐在这儿写这封信时，我的眼睛充满了泪水，我被情绪所淹没。这就是我想说的，我想表达对你们的感谢，让你们知道当我参加这个团体的时机是正当其时的，而我也学习了许多，并且不会再失去它们。我要告诉你们的是，你们负起了你们的责任，而我会将所得的一切分享给他人。

> 爱玲和我结婚了，我们住在一起，生活中有很多问题，我们吵架、我们咒骂彼此，但是我们深爱着对方。如果我们没有遇见你们，我们不会是今天的我们，好在我们遇见你们，虽然只有短短的几天，我们一起突破困境，虽然它不是完美的经验，但是它发生在"刚好"该发生的时间，幸运的是又碰到了你们这些"最合适"的人，我们又都准备好了。你们改变了我们生活的道路，现在我们明白了什么是可以发生的，可以成就的。由于这个稳固的基础，为我们婚姻中的情绪安全感提供了一个平台，一个开放的视野，开放、涌现、倾出……文字无法叙述出我真实的感受与体验。你知道是什么，我不用多说了。我拥有了它，它真的很棒！

> 80 现在我知道为何我等了这么久才提笔，因为我现在才确定。一年之后，我的害怕已离我而去。我永远不会失去现在所拥有

的，我了解到我现在要承受更大的责任，现在我了解你们了，了解了比尔及奥黛丽为何要在每一个团体中经历你们所经验的一切。

在此，我要再加上另一个老团员及她的学生的故事。这个团员是个小学老师，她接到一封信，信中要调查在她的会心团体结束后的几个月，她有没有发生什么变化，以及是什么变化。她回信道：

你们问我到底发生了什么……简单而单纯的回答是，我的内在我改变了。我现在不仅是用耳听，我用聆听、用心听，我会听到以前所听不到的东西……我非常喜欢它。结果是什么？我觉得一切有趣极了。我聆听到了我的"学生"。我问他们，过去的我是否曾经关闭我的耳朵并没有听到他们，即使我看起来好像在听。全班最让人棘手的同学，都举起了他们的手。学生们也是最为敏感的……自从我开始教书以来，这几个月是我经历最快乐、兴奋、满足、有趣、忙碌及精力旺盛的日子，而它还继续着。

她对这些问题学生的观察，用她的话就是指那些棘手的学生，特别有趣。从一般的事实来说，那些制造麻烦的年轻人，往往对人际关系比其他人更为敏感。她的看法，也让我们要去面对一下这个有关因果关系的有意思的问题，是因为这些"棘手"的学生造成了这位老师的不愿听、不值得听？还是由于这些学生没有被聆听，才会成为"棘手"的孩子？这个因果关系的探讨，使我们对教室里所谓问题学生，打开了一个新的视野。这个老师的说辞也告诉我们，当师生之间开始"真实"的交流沟通时，他们彼此之间是可以相互学习的！

上面所举的例子，我希望大家不要误会，以为它发生在每一个母亲、夫妻或老师身上，但由于它常常发生，就使得会心团体成为一个令人兴奋而有强力的人际经验，它可以帮助一个人在生活中更自由地生气、关爱、敏感，使人更自然。简言之，它给人们提供了一个成为真实的自己、自然流露人性的机会与空间。

81　**组织改变的一个案例**

　　对于组织机构的政策、态度及结构上的重大改变，我们亦有许多的例子可以举出。从其中我选出一个，它会导引出一个混合性的结论，但愿我能对它的发生过程描述清楚[①]。

　　在一个中产及高产阶级居住的地区，原有一所由天主教会所办的男子高中，它们的校风严格，并且要求很高。但是在近十年中，它的变化很大。现在的学生，有75％是墨西哥美国人，还有20％黑人及5％的白人与东方人，它变成了一个坐落在少数民族聚集地区的少数族裔学校，校风败坏，道德标准很低，学生们疏离又无感情，毒品已成了该校很重要的一部分。学校中几乎没有学生的参与与投入，不仅如此，教师们与修会所关心的焦点是，只要主办的修会能强加规范来要求学生，学生不出问题，维持一个和平良好的假象，就万事大吉了。

　　这表面上的和谐，却由一个事件给挑破了。在学校所举办的一次舞会上，有一些学生，特别是那些学生领袖，大胆地将酒精及毒品带到会场上分发给同学们使用，全体学生形成联合阵线，对老师们隐藏事实。学生与教师的鸿沟，就在这时全面浮显。

　　这个学校的改变，始于校长的行动。有一天，他暂停所有的课程，将全校师生集合在一起，并且说："我们都知道我们有一个很严重的问题，让我们来谈一谈吧！"他及一些教师的开放，鼓励了大家的交谈与讨论。一开始，就有"好"学生发难，批评那些"坏"学生的不良行为，但是渐渐地，他们开始冒险进一步讨论更深层次的问题，那就是他们厌倦了他们的生活，因此毒品有了很大的吸引力。课堂内非常无聊，学习的内容与他们的生活没关系；老师们也没兴趣教

82　书；校规是压抑人的；对学生穿着的要求，一点都不符合学生的需要；同时，学校也忽视了强调少数民族的历史与认同。这些问题都被热烈地讨论着，没有人受到任何压制，虽然教师们有时候觉得震惊与

---

　　① 感谢一位在该校任职很久的老师，将这个发生在该校的事件告诉我。

伤痛，但是他们仍保持着开放而不自卫的态度。在大会结束的时候，全校都弥漫着"希望"的气氛。

在学期剩下的时间及暑假，这个改变达到了高潮，老师与学生一起努力来解决这些问题。此时，该校受到特别冲击的四位辅导老师，带着些许的沮丧情绪来到拉和拉（La Jolla）镇，参加由"学习人性中心"为团体促动员举办的训练班。在这个团体中，他们受到了鼓舞，并且愿意保持开放的沟通渠道及信赖，并鼓励学生们积极地参与到学校教育及行政系统中来。他们将会心团体的气氛带进学校，也带入人际间的交流与政策的制定上，甚至带到教室内。

这四位学校辅导老师，无论是在会心团体前或会心团体后的行为，同样都是令人吃惊的。在会心团体之后，教师们表示，他们相信学生们能为他们的态度、行为、上课出席率、拖拉、毒品、穿着及修饰负责任。学生们被要求能在朋伴关系上学习并相互接纳，如果他们的所作所为不能为学校所接受，他们就要自己负责任。学校在全体人员中选了70名学生、教师甚至学校的维修人员，在学校出费用的情况下，用3天时间聚在一个名胜地，共同商量与计划来年的学校事宜。这证明了学校的教师团非常认真与严肃地对待这件事，他们说得到就做得到。

秋季的时候，这个学校的开学仪式，与附近的学校那种严厉而僵硬的气氛决然不同。在公立学校内，警察与保安人员被雇用来保护学校，害怕与敌视的气息充斥校区。在行政地区的学校，学校领导则会在开学仪式中告诉学生们他们所制定的严厉规矩，以及破坏此规矩的处罚原则。然而，在这所学校中气氛却不一样，学校的老师及行政管理人员告诉学生们他们的信任，也告诉学生们他们犯错误是很正常的，但是最重要的是从错误中吸取教训。

后果是什么呢？

一些争论性的问题产生了。有一些学校的运动比赛不愿与该校一同进行，因为该校有些运动员留长发、并蓄短腮胡须及上唇胡须（学生们认为这在他们的文化中，是很自然的表现）。"族群之义"的团体也形成了（黑人学生及墨西哥裔学生），他们戴上臂章及斜帽，甚至示威游行。这些行为为当地社区带来了恐惧与批评。但是当这些学生的这种具有创意的思维及展现的强力与影响，被学校所接纳时，他们的极端行为渐渐地减少了。

在这一学年期间，许多教师不能接受这项新政策，因此到了学年即将结束时，他们产生了分裂。许多人离开了，这使一个原本合一的学校产生了很深的痛苦。分裂造成了新政策始创者的失败感，觉得令人丧气。

但是，这些怀疑并未在学生中产生影响。有意思的是，由于学生上课的出席率并未被校方要求，学生们上课的情况反而更有进步；他们拖拉的现象也不再是个严重问题；毒品在校区内也大大减少；原来死气沉沉的上课气氛，也因为教师与那些"差生"的尖锐"交锋"而变得生动活泼。更令人惊讶而不可思议的是，很多学生被许多四年制大学接受并授予奖学金——这个现象在这种学校几乎是不可能出现的，因为以往很少有人能上大学。

我并不想淡化这个问题。有一些教师想要学校恢复过去的一些权威方式，并且达到了一些决定性的成果。但是，很清楚明白的事实是，"自由"是无法被撤销的。有些教师害怕新而不可知的改变方向，有许多白人学生对这新兴的变化充满了敌意和冷硬，很多家长对新的发展及其背后的原因很难理解，也无法接受学校与他们沟通的理念。毋庸置疑的是，这一年的变化是前所未有的混乱及无系统。

对我而言，我所学到的是，这就是机构的自我导向改变，这是机构内的一种会心团体的经验，一个会心碰撞的气氛。在带来高度有建设性变化的同时，它也可以带来成员的分裂、团体的沮丧，尤其对那些固守传统的人，更会伴随深深的威胁感。这些都会令人对它的改变到底是建设性的还是灾难性的提出质疑。

至于学生们，这群被学校所服务的对象，大多数则发现它是一个自由的、解放的、活力的、投入的以及负责任的学习经验。从这些改变来看，思想与感受的开放与诚实的交流，已经被学生、教师及管理人员认识到是人的基本素质，只有在它存在的情形下，人们对组织事件上的真实碰撞，才会产生不会变质的变化。

上面所展现的例子，是一个激烈而有争议性的组织性的改变，主要是想借此说明在会心团体内所产生的信任力量是多么的大。其他较温和的例子，也是很容易列举的。

我希望我所提出的材料，足以说明我前面所说的不是虚幻的。会心团体的经验可以为个人、个人行为，在多种人际关系上以及在组织政策和结构上带来很深刻的改变。

第五章　个别的改变及其经验过程

下面是一个团体促动员在会心团体结束之后的一两个星期所得到的反馈：

> 内心的洞察一直在发生……我并未注意到自己有多大的变化……但我似乎看到以往未开的大门现在打开了。

这种陈述似乎是很积极的，但是在实际生活中，它对这个说话的人又具有什么意义呢？在前面的例子中，我们已经看到一些改变的发生。但是，我们却未对"发生的过程"十分注意。

在这里，我将用一个近乎显微镜的检视态度，来检视一个人所写的一系列的信，以说明这个人在超过6年的时间里变化、发展的不同阶段。

团体与爱伦

几年前，我曾是一个"商业经理人"团体的团体促动员。那时，是在东海岸，共有13个男士及两位女士参加此训练，举办的地点是在一个非常舒适的观光游乐区，总共5天半时间。这期间，很多人，包括我在内，发生了许多有意义的事情，我无法在这儿一一陈述。故此，我将以一位未婚女团员为例子，来说明这些经验在其以后的生活中所产生的影响。

爱伦（以下所有的名字都是化名）是一个小科技公司的老板，平常在团体中总是很安静，不过有一次她却和另外两位男士发生了严重的冲突。在团体中她提到了她的下属莉兹，在工作上她俩是领导从属关系，但是她却很依赖莉兹。莉兹是如此自信独立，但却有些掌控，这使得爱伦与莉兹的发展成为一种很复杂的关系。在周末的聚会进入尾声时，她谈到了与她住在一起的母亲的关系。如果我记得清楚的话，她谈这个问题谈得很少，而我也没有敏锐地感觉到这是她生活中的一个主要问题。我觉得团体对她与莉兹的关系有些帮助，但是对其母亲与她的关系却没有投入很大的关注。在团体结束的前一天，爱伦得到一些强烈的回馈，这些回馈有令她困惑的，也有令她兴奋的，这些都使她受到了触动和感伤。团员的关爱表示，常是通过纸条的传递。其中有一个对爱伦在团体一开始时完全陌生的团友，写了一张充满关怀的纸条，使爱伦十分感动与珍惜，这是她在团体经验中最好的回馈。下面是这张纸条的内容：

> 作为你的朋友，我对于你之所以为你、你存在的核心以及你独特的个性，非常的坚信与欢欣鼓舞。身为你的朋友，我的主要任务就是帮助你成为你，尽其所能地成为你自己，借着我与你的关系，使你更自由及更受到鼓舞。我很关爱你，但却不会用它来利用你、控制你；虽然你我像他人一样彼此有团友关系，但是我的方方面面都是为你，而且是永远支持你的；纵然我们仍然是分别的个体，我不会离开你，你也不需要为赢得我的爱来讨好我，这一切都仅是因为你是你，你是那"发展的可能性"。

87

爱伦觉得这个人的纸条非常的珍贵。

虽然我并没有就有关她与母亲的关系问题对她说很多，但是我一定感到这个问题的深度影响性，因为我记得我在对她说再见的时候，曾对她说过："我希望你在庆祝七月四日国庆节的那天，也庆祝你自己的独立。"

内在的改变

针对会心团体结束之后到底会发生什么的问题，我想上面那封写给爱伦的信，就是最好的说明。当然她的案例并不具有典型性，但是也不是太特殊。

在团体结束后不到两个星期，爱伦写信告诉我，她从室友那儿收到了一封短信，信中传递了一个很美的信息。在受训的那个星期，虽然她们住在同一房间，但这位室友参加了另一个团体，而爱伦曾经帮助她度过在团体期间的困难。爱伦说她的室友说了下面的话："这些天，我充满了我这辈子尚未经历过的所有感受与想法。我觉得所有这些过去的、这几年看似无关的自我发现，终于都联结起来成为有意义的了。我现在就像要从过去的旧我中，诞生出一个不同的新我一样，而这些都要归功于在这个团体的经验，为我点燃了这潜藏的成长火花。"

爱伦继续说："我很了解她说的是什么，这种洞见在继续发生，而我的反思也没有停止，我并未注意到自己有多么奇特的变化，我也知道我周围的人也没有意识到我有什么改变，但是我却明白，我似乎打开了一道过去封闭的门，我期待更多的门会被打开……至今，我尚未碰到过任何威胁我的情境发生，所以我并不知道当它发生时，我会如何反应。但是，我有一种不害怕的释然感，这种感觉，我觉得真好！"

与其他会心团体的成员比较起来，爱伦的改变是非常微妙的，而这种微妙感是一种自己与自己的熟悉感所造成的。至于她的行为改变是否能与其感受配合，则是一个真正的问题。但是从人格理论的角度来想，我相信任何这种自我感受，都迟早会在行为上表现出来，只是爱伦本人并没有这么乐观。在她写的信中也可看出这一点。

在同一封信中，她说起与另一位团员 W 先生一起午餐的事情。这位 W 先生也没有全心地参与团体的活动。"他无论在团体内还是在团体外，都是很难被了解的。当我们坐在一起谈话，想要对当时在团体内的感受重新体会时，实在是很不容易，我觉得这对这位 W 先生尤其困难。或许我们每个人在离开会心团体时，又会披上我们的硬壳来保护自己。"

在信中她的结束语是："……我们的团体继续回到原状，直至所有的原有习惯都回来为止，这些习惯包括头疼及其他生理反应。我多么希望我能够保持着原有的团体精神。"

就像对她所有的信（上面所引用了内容的信）做回复一样，这封信我也回应了，只是由于彼此之间的距离是如此遥远，我对她的感受、态度以及情况，除了表示理解之外，未做过多的着墨，但是我倒是建议她去找一位心理治疗师，以备不时之需。

爱伦与母亲

另一封信写于一个月之后，这是她第一次提到她与母亲的问题。她说："……妈妈出去了，大约晚上十点钟才会回来。而我将要去见一些她所不喜欢的朋友。等我回到家时，我只会很简单地对她提一提我今晚去看乔治与卡罗的事。但是，我已经感觉到恐惧在冲击我，我担心我会在她回来之后才赶回家，而我却没法找到一个似是而非的借口来说明我到底去了哪里。我知道这是很可笑的行为，但是我却克服不了，我也知道我应该去见心理治疗师。"但是她并没有去见心理治疗师。

她的说辞显示她非常害怕她的母亲，比她在团体中所说的更严重。这表明她在母亲面前还是个小女孩。

她同时对团体的治疗作用也说了一些："……这个安全的团体似乎是社会需要的，是教会所能提供的。在这儿没有任何事情可以威胁到成员。其实，只要有胆量，在我们的团体中它可以在瞬间达到……"她说道："我的进展中也有忽高忽低的现象发生，但是我还是有些收获的，虽然很微小、很短暂。"

爱伦想要分离

我在写给爱伦的回信里说道，我希望她有勇气告诉她的妈妈，当她去拜访乔治与卡罗时去了什么地方。她回信时如是说：

　　……我很遗憾地对你说，我没有勇气对母亲说我到底去了哪里，而且大概永远也不会说。在所有的人类关系中，这件事比它表面看起来更复杂，而且也卷入了其他人。我很希望能与你谈一些细节，也许这样可以对事情所有帮助。如果不是考虑到我母亲的年龄，我大概会在朋友的道义支持下，鼓起勇气去和她解决我们之间的问题。虽然她身体健康，而且有能力好好地照顾自己，但是她毕竟已经75岁了。如何提出这件事的本身，就是一个问题。至于我的婚姻，更是难以与她进行讨论，因为我唯一的对象就是乔治，而这个人却又是她最不喜欢的，更不可能与她谈的是他尚在婚姻关系中。若要他成为自由身，除非他成为鳏夫才有可能。

　　……他的太太现在无论在生理上与心理上都病得很厉害，而我唯一能做的就是支持与帮助。因为我很喜欢他们二人，也不可能破坏他们原本是佳偶的婚姻。越来越复杂了，是吗？……但是，如果我从来不认识乔治，我也不会是今天这个我，一个有能力爱、同情、容忍与理解的我。他使我成为一个"人"，如此我才有能力去感受哀伤与喜悦。如果不是由于我母亲对我这份感情所加之于我的内疚与负罪感，我想我的能力会更多、更大些。但是我还是要做我认为对的事情。每个人都需要感觉被爱与被需要。我，则是选择了疏离她。你可以看到我内在的冲突：客尔文主义（Calrinism）对抗基本的人性需要，而依赖对抗欲望则非常突出。乔治有一个诗人朋友，他写了一首诗，对这种情况有很恰当的形容：

　　　　我们如何面对寂寞？

　　　　一个，一个的吧！

　　　　让叹息与感伤围绕着它！

　　　　我们如何面对寂寞……

　　　　独自吧！

　　我想我们是两个同类人吧！或许就是它将我们拉扯在一起——也因为它，所以我们又是分离的。

这就是参加会心团体后，爱伦所得到的一部分或大部分的结果。

那就是，她开始仔细地思索她与母亲这种不成熟与懦弱的关系，并且去面对它。同时，通过负罪感，她也对那段有意义的异性友谊进行探讨，并渐渐接受了她对乔治的感情。

勇敢地说出来——并且选择

仅仅在 4 天之后的另一封信中，她的情况迅速地改变，由懦弱转到勇敢。她说：

亲爱的卡尔：

我从来没有想要你卷入我的问题中，但是我愿意告诉你最新的近况，或许将来你可以把它当作一个很不好的例子来说。昨晚在餐桌上我与母亲的谈话，是一个突破口。我们谈到了那想了很久的重新装修房子的事情。我温和地建议她说，我们应该暂时搬住到有邻居的公寓中，如此当我去参加任何会议或聚会的时候，就不会担心找不到人来陪伴她过夜。对我来说，她似乎很害怕一个人在家中过夜。但是，她并不喜欢这个建议。很自然地，一件事接着另一件事发生。这引发了她今天早上的歇斯底里。

我特别找了她的家庭医生，他对我的建议提出了一些看法。他说我们是要去找一个地方，但不一定是一个有邻居的公寓——其实我也从来不是这个意思。真的，他对我保证说，她会很快调整过来的，而这是我唯一所要关心的（我知道什么呀！）。现在，我确定我已经无回头路可走了。那天早上，她泪眼汪汪，并且说她很孤独，无人可说话，而且又没有任何收入。这是事实，我将会好好地处理我们共同的有价值的物品，并且能为她设置一个固定的收入来源，而我会从我的收入中提出一部分来补助她。

能说的我都说了——就像那不能说的一样。而我看到的是，她不会理解，也不会接纳。只有我不管她的眼泪，而以一个似乎"心硬"的态度来面对她，我才能保持我的勇气。你可以想像得到，这一天对我来说是个伤害，但我也同时觉得放松，虽然我对这个事件很反感。谢谢你的聆听。

91

或许我们可以从上封信中来看一看一些事实：一个44岁的女士，她的一辈子是在母亲的操纵下度过的，从来没有结过婚，直到现在她都因为害怕她的母亲，而不敢与她相爱的男朋友相处一个晚上，因为她不能忍受她母亲的反对。然而在5天半的团体中，虽然她的问题仅仅被表面地碰触了，但是却引发了代表她生活新方向的独立思考及行为。即使在很大的恐惧、内疚、焦虑及不安全感的笼罩下，她仍然勇敢地走出了这一步，而这一步，真实地改变了她的整个生活态度及自我观念。

混乱

一个星期之后，她的另一封信来了，叙述她所经过的那些好与坏的感受的波动。

……首先，是我对母亲所做的行为带来的内疚与哀伤，然后我感觉到有一种"清醒"的感觉，像太阳冲击乌云一样地冲击着我，这使我对过去的恐惧与内疚感到很可笑。我到底做了什么伤害母亲的事呢？或许在以后的三个星期中，我可以使这种不确定的情形稳定下来。在这三个星期中，我母亲会搬进一座公寓……莉兹，我的属下，对我保证说，她也会面对自己独处的适应期。她，以及我其他的朋友皆认为，只要我母亲安顿好了，她很快就不会有问题了。然而，最大的问题反而是我的适应。我知道她是对的。其实，接下来的三个星期才是令我恐慌的。我的内疚感灼烤着我。为什么呢？我想这是可以解释的。读你的书给予我很大帮助。我想我需要多想想妈妈所做的一切都是为了她自己而没有考虑到我，或是想想我会成为什么样的人，如此，这种感觉才会减少。

以前我提到过与乔治有关的事情，仍然让她心烦。我相信这对她来说是个心中的大石头。至于我有负罪感的原因，是因为我想要被母亲接受，但是却没有觉得被她接受，因此，我也不能接受我自己，是这样吗？

接下来的一个星期情况还不算太差，下两个星期才是最困难的。我猜想，因为妈妈要搬出去，而我会留在家中等待别人来买房子。我不由自主地想到"人类"是多么美好呀！他们比他们自己所想像的要坚强，他们从内在所发生的一切洞察中得到解脱。你知道我现在是一个学习者。谢谢你那充满温情的信息，这些信息在我最困难的时期对我产生了多大的意义，我想你是想像不到的吧！

她托了一个要来看我的朋友捎来一个消息："请告诉罗杰斯博士，爱伦正在庆祝七月四日国庆节。"事实上，她的庆祝发生在两个星期之后，而且是充满非凡意义的。她说："我确信我现在不需要心理治疗师的帮助了。由于你的书及许多围绕在母亲与我身边朋友的帮助，我想我们能度过这个关卡。我相信事情会越来越好。"

在这段时间，她接到了另一个会心团体即将开始的通知，并且建议莉兹来参加。"莉兹很高兴，但是却坚持认为我应该再去参加。她说当我从上次的会心团体回来之后，她非常高兴我的改变，但是持续的时间太短了，她想我会从其中得到更多的好处。因此，她鼓励我去参加。"（她最后并未参加）   93

深度

三个星期之后，由于需要，在一个她所谓的"退化状态"下，她写了下面的信：

在孤独的奋斗中，我写下了这封信……现在的我是神经质的——从我已消失两年半的手臂发痒的症状又回来的情况判断，我想，它说明了一些什么。一切都在我很好地控制之下，但现在我的"退化"开始了，始于星期六母亲搬进她的公寓的时刻。我们首先将一些盒子搬过去，并且会继续如此做，直至十天之后，将她的大件家具搬进去。我仍然对她无数个不喜欢的东西及会令她不高兴的事情非常敏感。我的内疚感这次来得比以往更强烈。

我自责为什么要对这个 75 岁高龄的老太太如此？但是我在逻辑上，却很清楚地知道，她搬走并不是件坏事。

……她的公寓虽然不豪华，但是很舒适，而且地点适中，我尽可能地将这套房子装饰得很有吸引力，我们要安装地毯……我在这儿一直唠叨地想说服自己我做的是对的，但是我内心却因为充满害怕而颤抖。为什么我如此地怕她？上星期她控诉我对她是如此的冷酷，这使得她又进入歇斯底里的状态。我尝试着对她说明我内在并不是她所想像的那样，我觉得很难受，我仅仅只能控制我的情绪。追根究底，原来我非常怕她歇斯底里，她的震怒、眼泪以及责骂。为什么呢？我多么希望我知道这个答案呀！

我记得父亲曾对母亲说过："你真的知道如何刺伤人呀！"其实，就因为这句话，我可以不必有负罪感——因为她用这种方式对待我一辈子了，直至前几年我才认识到这一点。奇怪的是，上星期我未经她的许可而选择了我自己的公寓，在她的愤怒狂飙中，我似乎看到了事实真相的一点端倪，我感觉到些许自信。

94

……虽然，我现在可以对害怕的原因侃侃而谈，我仍然在面对她的歇斯底里，她的自我怜悯及殉道者的态度，这些使我禁不住因恐惧而形成了反胃及内疚感。昨天我就想在睡眠中睡掉我的头痛……是不是你的来访者们，大部分会经过这种退化阶段？我想，如果他们有这些深植于成长背景中的因素的话，他们定会在改变的过程中经历的。事实上，6 个星期以前，我能有勇气探索我这个大问题的本身，那就是一个跳跃。我需要的是能战胜我的内疚与害怕！

很多人似乎觉得自我观念与行为的改变是一个顺畅的过程，但事实上并不是如此。个人的及组织结构的改变，都会带来混乱、困扰及不同程度的痛苦，而本事件却带来很强烈的疼痛。当我们开始了解自己，并在行动上突破时，它所带来的后果，我们是无法预测的。本个案的女主人，面对 44 年岁月所形成的习惯，要一下子改变，她所面对的巨大情绪上的高低起伏——自信与沮丧、内疚与满足的交替，是非常正常的。虽然是正常的，但并不表示它是容易的，这种深沉而重大的挣扎，就像一个人被放在面临狂风暴雨的船上，是困难而沉痛的。

独立宣言

在与我通信的这段时间，爱伦应会心团体主持人的要求，写一封信来谈一谈这一切的变化对她的意义，我也得到了这封信的复印件。在这封信中，她对会心团体以及团体结束之后的所有经验，做了一个重点的陈述：

……带着对自身"问题"完全错误的理解，我来到了会心团体，正如你早知道的，我们的团体通常是治疗性的。到了第6天，当我对自身的问题敞开大门时，当然是经由团员们的努力，它的效果很明显。由于卡尔的愿望，我与他一直保持着联系。在过去的这个夏天，我走了好长的一段路，在人生的道路上发生了戏剧性的变化。这个团体使我意识到"一个人可贵的品质"的新观念。当我回到旧有的环境中，当我去教会这神圣的地方，也发现他们谈论的仍是没有太大价值的老东西……这都是团体帮助我激发了我的整合能力，将最近的经验带入一个较有内涵的领域内，使我比6天前向前跨了巨大的一步。

……这巨大的一步为我带来的，就是面对那隐藏在面具后面的问题，指的就是要脱离那操纵我的母亲。这其实是一个心理学的最基础的问题，但是对一个以服从及害怕为基础的生命而言，改变不是一件容易的事情。现在，我仍然尚未完全走出来，但是比以前容易了一些。我知道团体的经验，为我带来的是一步大的跳跃。如果那时候我没有对自己有更多的了解，也不能经由这个经验来了解他人，我是无法来面对母亲的。

……我不知道你是否能从这封信中，了解到我对这次讲习班的评价，尤其是你要提供给那些企业领导们的评价。但是我希望你可以看到它对我情绪上的影响，并且明白这个团体经验为我带来的希望与惊喜。我这个已是中年的人，终于觉得自己有些成熟了。在充分地为我母亲提供她所需要的安全感，并开始过她自己的生活之后的两个星期，我也将开始"自己"的生活。至于她是否能过她的日子，都取决于她了——我不能再为她生活了，就好像她为我生活，这是她一直试着要做的……这就是我所能给你的有关于会心团体的最好的评价了。它帮助我找回了我的生活！

独立的代价

下一封信是她在 5 个星期以后写的：

　　谢谢你的信，它打开了我们交流的通道，并帮助我写出我的感受。当然，我并不会期待你对我所有的发泄都有回馈。

　　……你是如此正确，你说道"独立"是要付出昂贵代价的。而我，无论它多么昂贵，也不能走回头路。星期二晚上，我和她两人走在往朋友家打桥牌的路上，她说她无法适应这种改变。她说每天晚上的情况是最糟的，她会躺在床上一直想着这件事而无法入睡。在那个时候，由于是在路上，我觉得回答她是一件困难的事，但是我还是回答了她："改变是不容易的。是的，我也有困难，我们总是要经过一段时间才能习惯的。"她回答我说，她永远都不会习惯的，而我也坠入安静中，不知道说什么好。那天晚上及第二天全天，我的心情都很不好，老是想着这件事。当天我收到你的信，它帮助了我一些。

　　我掉入了一个狂乱的调整循环系中，有时候我觉得它就像一个梦魇，怎么就如此不可思议地发生了。我像我母亲所提到的那样，辗转反侧无法入睡——但又有时候，我会发现这只是在梦中，一切又回到过去的情境……我觉得我活在三种层面中：(1)"心灵"的层面，它就像你所说的，我的存在就是随着自然的发生而去做我该做的；(2) 情绪的层面，就好像梦境或幻觉，出现在现在的状态中困扰着我；(3) 理智的层面，我试图用理性来打倒这些情绪的干扰，来说服自己要回到我心灵的层面。

我现在想要对她上面的陈述，从人格理论的角度来探讨一下。它似乎对一个人改变的动力有很好的叙述。一方面，她是生平第一次如此地意识到了自己的感受，以及身为一个生物有机体的心灵反应，她整个人的存在，现在正在经历新的磨炼，并且觉察到由这个心灵所导引而洞察到的一切，是如此的正确；另一方面，由于她从小内化了她母亲所强加于她的价值，在此时，这种价值也成为情绪反应来攻击她："你遗弃了你的母亲，你是一个坏人。""你没有按照她的意愿去做，你把你的生活看得如此重要，你是一个坏人。""你爱上了一个有妇之夫，你是一个缺德的人。""你很坏，因为你使你母亲歇斯底里。"如此，她所有过去的那些害怕的、自责的、无价值及缺德的感受，就不断地重复出现。但是，这次情况不同了，她能够对自己说："是的，我是感觉到了自责与害怕，但是我却没有再'体验'到自己是'坏'的。我一方面很高兴能脱离母亲的控制，并且体验到乔治温暖的、爱的包围；另一方面，对母亲总是发脾气感到哀伤。"就如她所说的，她的理性偏向于回到心灵层面，回到自己的经验。我相信，只有如此，她所有的内化价值才会对她失去操纵的力量。

她继续奋斗、挣扎着……

这个冲突，令人不知所措，令人慌乱。我觉得很累很累，心力交瘁，我无心顾及其他事情了。上个星期我第一次邀请了一些客人来家中用餐。但这星期，我似乎想要生活中的一切都停止……或许下星期我又能够恢复一些……

独立的恐惧

其实，我想我真正最大的问题不是担心我的母亲，这已经对我影响很小了，而是我似乎无法独立生活，这就是为什么你的书、你与我的接触是支撑我的一个关键。我不能依赖朋友太多，我想念我的朋友乔治，他帮助我太多了，他太忙，而且他现在的工作正处在一个很糟糕的状况。我已经有一个多星期没有和他说话了。

......我多希望父母们能了解，当孩子们长大了，需要离开家独立生活的时候，他们不但不帮助他们离开，反而留下了他们；当他们不断地为孩子做那些原本是孩子应该承担的事情的时候，当孩子要走而又不让他们走的时候，这对孩子是多么大的伤害呀！当然，我也是要承担责任的，因为我早就该走出自己的一步，而我却也没有做到。我现在虽然45岁了，却感觉自己像是一个迷失在森林中的10岁小孩子。我知道我终究会走出来，但我就是害怕这个时刻，现在我只能一步一个脚印地走了。我有时想像母亲的状况是怎么样的，但是每一个人，甚至我的牧师都对我保证，母亲是个坚强的人，她适应得比我快得多！

对我而言，看到她将问题的焦点从母亲身上渐渐移到自己身上，是一个很有意义的过程。她想要找回自己，活出自己的生活。她的确经历了不少，现在她所指的恐惧，不是内化的，而是正在体验的，正如她自己说的，她付出了昂贵的代价来换取自己的独立。虽然有很大的挣扎，但是很清楚的是，她在进步，当她知道自己虽是45岁的年纪，但情绪上只有10岁的时候，这已是多么大的一步呀！

她勇敢地挑战，并且充满着感激

下一封信来自一个月之后：

只想要将自己的进展向你报告。写上封信给你的时候，我有些沮丧，而这封信写起来却是轻快的。我想，我做得很好。最坏的情况发生在周末去看母亲，以及星期二晚上去打桥牌的时候。她适应得不太好，并且总是暗示她是多么的不快乐。我发现很多的母亲都是这样对他们的子女的。现在我对自己对待她的态度越来越有自信了。

举个例子来说，我的堂姐莎莉邀请母亲和我去她那儿过感恩节。莎莉住的离我们不远，只有20英里远，每年我们也到她那儿过圣诞节。上星期周末，妈妈对我说她不想去过感恩节了，因为我们圣诞节会在她那儿过。她似乎并不很在意她曾经答应莎莉要在感恩节烤南瓜派的事情，我没说什么。隔了一会儿，她又提起来说她不想去，如果我在那天有什么要做的事，可以请便，不用在意她。我仍然没有说什么，直到她提起第三遍。我说："妈，莎莉邀请了我，我一定会去她家的，你如果不愿去，就别去吧！"她气焰消了下去。一会儿她说："如果这样的话，你能来接我吗？"看看，一个成人可以是如此的孩子气呀！

虽然我还没有时间来整理我的住处，但是我真的过得很好。我学习煮饭，并且邀请了一些多年未见的朋友来欢聚，这种自由自在想喝什么就喝什么、想说什么就说什么的感觉真好——我是住在我的地方呀！上星期，那个在会心团体与我同居一室的室友来拜访，我们有一个快乐的星期五及整个星期六。我们谈到在会心团体的时候，虽然住在一起，但是却没有真正地认识彼此，而现在终于认识了，我们开心地笑着。我们俩有很多的相似点，包括情绪问题以及如何面对它们的一些想法。我希望我们的友谊能继续地开花。

真的好感谢呀，我可以如此地感恩，我希望我的母亲也能在她的生活中活出一些意义来。但我知道这不是我所能做到的。祝你感恩节快乐！

在这儿，是她生平第一次，以独立的自我来面对她的母亲。想想，当她为她母亲找公寓的时候，是怀着多大的内疚与负罪感，并且毫无能力处理。事实上，她离开家是为了逃避母亲的歇斯底里，然而，她对她的母亲说："我总要离开的，至于你，做你想做的吧！"她现在至少可以割断了脐带并且说："我现在独立于你了！"她真正地庆祝独立日了，她的 7 月 4 号。下面，是她一个月后寄来的一封信中所写到的：

"慢慢的，妈妈的事情已经自行解决了，偶尔的，她会以自怜的姿态来打击我，但是我却不受其控制。我了解到，要她来适应这种改变是如此的困难，而我又尽量不要让自己与她'纠缠'在一起。有关

99

我俩的关系，脐带是断了，而且永远不会再连起来了。"事实上，从其他的消息来源来看，她的母亲过得很好，而且颇为满意当前的生活。

另一个打击

这样一个痛苦和困难的分离过程，以脐带割断为成功的结局。对任何人来说，都经历了足够的成长挣扎，但不幸的是，在这个时刻，爱伦倚靠多时的乔治，却因为自己太太的问题及其他复杂的因素，与她拉开了距离。爱伦在最近的信中提到，这对她而言，无疑是双重打击，她觉得受创伤很深，而挣扎着要面对它。但她也提到，这只是同样的故事再次重演。她在信中提到的她的一个朋友对她说："你面对这个危机所表现出来的态度，是异常的优秀。"这个朋友对她能如此快速地处理这第二次重击，非常惊讶。在处理第二次打击的整个过程时，她说：

> 我感觉到哀伤，就好像有一个婴儿死了……但是它不是哀悼一个失去的人，而是针对那失去的感受。在这些感受的消逝中，我的生命展开了一个更有意义、更多元的经验大门。我现在很自由地想要会见更多那些好久没有来往的朋友，来取代与乔治相聚的渴望……去寻找这种真实的感情，是一种时间的浪费。如果它该发生，它就会发生；如果没有，我就会接受我那一贯所感受的，那就是我并非特别可爱，那是因为我还没有学习到如何正确地去爱。或许，这种自我洞察与接受，会帮助我更多地走向他人，也使我不再仅仅将注意力放在某一个人身上。这可能会是一种补偿吧！

成长的痛苦有价值吗？

在这个时期，当爱伦正经历第二次打击的痛苦时，我写了一封信给她，问她是否希望她从来没有听到过"会心团体"这个名字，也从来没有参加过它。在距会心团体的经验将近 8 个月之后，她回答说：

"你很好奇，在经过了过去的 9 个月后，我会不会愿意将会心团体的经验再重复一次。我的回答是：'是。'这个团体经验对我而言，是如此的珍贵……它帮助我看到生命的新视野，它使我成熟……不，我不会放弃这个团体经验，即使我要付出任何代价，我决不放弃，纵然在过去的这几个月中，我尝到了地狱般的痛苦，但是我学到那么多，得到那么多。我对在会心团体中的每一个经验都非常的感谢。"

一些结论

最近，有很多人问我会心团体的内涵及其价值，我的回答如下：从爱伦的经验来说，它是不是证明了它会令人沮丧？团体经验是不是造成了爱伦的不快乐，或是压抑的原因？它是不是为她带来了与亲近关系人的冲突？在男女交往的关系上，她的态度是不是改变了？她是不是远离了传统的道德标准？它是不是造成了爱伦情绪上的不稳定？毫无疑问，上面所有问题的答案都是"肯定的"。它是会令人沮丧的；它引起了一个人深深的不快乐与压抑；她改变与母亲关系的方法，使母亲歇斯底里；它使爱伦的情绪高低起伏，很不安定；它促使她对一个有妇之夫的爱更进一步的接受。如此推论下来，恐怕对那些问这些问题的人会造成一个想法，那就是，爱伦的会心团体经验是不幸的，是受创伤的，不仅没有任何价值，而且还引起了很大的破坏影响。这种肤浅的判断，已经使许多人对会心团体是不是一个成长的地方，产生了高度的批判、担心与忧虑。

现在让我们将爱伦的经验，放在一个更有意义的角度下来审视——她自己的看法。下面以时间发展顺序、循序渐进地予以描述：

● 会心团体的经验，帮助她打开了内在生命的第一道门，在那儿她体验到了许多关怀及治愈的事情，是她生命最为宝贵的经验。由团员所分享的洞察与感受，像水一样冲击她，使她打开了这扇门。然而，她却确定这扇门会再次关闭。

● 一方面她意识到母亲对她的操纵，但另一方面也察觉到自己依赖母亲的同意与关爱，她了解到她对母亲的恐惧。

● 这一生中，她第一次开始严肃的思考，要切断这根脐带。

● 她开始相信自己的感觉——例如，她对男朋友的态度，不再依照她母亲的价值观与判断。

● 她大胆地走出一步，那就是将她母亲搬到一个与她分开的公寓去住。

102　● 对她的决定所带来的后果，那一连串的内疚感、害怕与混乱状态，她都肩负起责任并承担一切。

● 尽管她很害怕与沮丧，但是她仍然从母亲手中释放自己——首先是用内在的心理方法，然后是身体上的实际分开，最后是勇敢地用独立的自我来与母亲说话。

● 她渐渐地改变生活中所养成的习惯，并挣扎着找回自己的生活。

● 她虽然对独立生活很恐惧，但是她仍然坚持地面对。

● 她开始体验到深深的满足感，以及独立之后的喜悦。

● 她用勇气来面对爱情生活失败的痛苦。

● 她面对似乎永无止境的挣扎，勇敢地跨出一大步，为的是成为一个更为完整的人———一个在人与人的关系上更能意识到自我的人，一个付出高昂代价而赢得自由的人。她为了成为一个这样的人，而需要付出的勇气是多么的珍贵。如果必要的话，她会再次地体验人生的痛苦，但是她也会毫无所惧的再次自由。

上面说的故事，不仅仅只是发生在爱伦一个人身上，对其他许多人而言，会心团体的经验亦成为他们生活的转折点和行为改变的里程碑。上述故事的主人翁爱伦，仅仅参加了一星期的团体，就有这么大的影响。

6 年之后

无意之间，在 6 年之后，我再次翻到了爱伦的信件，我了解到这是多么丰富的个人成长资料，它们可以帮助许多正在经历相似挣扎的
103　人。我写了一封信给她，希望能引用她信中的一些片段，她欣然同

意。当完成了上面所写的材料时，我寄了一份给她，请她提供意见，或检查一下哪些地方是不合适发表的。她除了再加上一些对读者有帮助的资料外，全部通过。在最近的两封信中，她寄来了一张照片，我想，她的目的是为了对其所叙述的成长经验，做一个很适宜的总结。这信中有些内容，我想能够传达在她内心继续发生的成长经验：

亲爱的卡尔：

在看你写的有关于我的那些材料时，我觉得像完全"隔离"了一样，就好像我读的是你书中有关别人的个案似的。这真是一个奇怪的经验。我几乎不记得我在那些信中所表达的情绪。做人类真好——他可以忘记痛苦与悲哀。我不想再次经历那些事情，虽然在同时，我也觉得正是由于有这些经历，我明白了一件事，那就是，由于我已经开始——真正地开始——过我的生活，我在面对未来的危机时，我会更好地处理它们，我不会害怕，因为我知道我能够面对它们，我曾经很好地证明了我是有能力的。

与乔治的关系，仍然保持着藕断丝连的状况，只是越来越令她不满意了。最后，爱伦采取了主动，切断了这个关系。"我再次地从另一个桎梏中出来了——多年的感情依赖，一种完全没有必要的，从某个角度来看，这就如同切断第二条脐带一样。"

至于她的独立生活，她写到：

我开始装饰我的公寓，并收集那些我买得起的艺术品。我在厨艺上也更加有创意，在家中招待更多的客人。这一切都在慢慢的进展中。在我一生中，我从来没有学习过收拾房间，也不知道如何煮饭做菜，也不清楚该如何招待客人与约会，甚至也从来没有人教过我怎样做一个妻子。因此，自从我自己一个人住了之后，我开始学习所有的这些事情。但由于我工作忙碌，我却无法在这方面做太多的投入。

当然，并不是所有的事情都进行得如此顺利，我仍然时有头痛，并且觉得它可能只是生理上的反应，而非心理引起的。我将要去看医生，以确定它发生的原因。

104　　当她谈到她与母亲困难关系的产生，自己也是一个合作者的时候，她有一种很满足的表情。这位母亲曾经是一个很僵化的人，她过去常抱怨女儿嬉皮式的行为倾向。爱伦已经能够创造一个放松的环境，并在其中与母亲相互表达自己的想法与感受。"我觉得在过去的两个月中所发生的一切，都与会心团体有直接的关系，我已经不再是以前那个拘谨的我了。"

她继续写道：

或许最重要的是，我对自己已经有一个比较好的自我印象，但有时候，当我对自己很不满意的时候，我也能够接受我的有限性，并且暂时避开我所无法处理的情况。例如，我不会去那些仅仅只有我或少数女人参加的会议，因为在那儿我不认识那些与会的男士。如果我没有任何把握，我不需要将自己投入那些情况，那没有必要，就像我自己开车一样，那些山路，让我晕眩不舒服，我就不去那里开车……从某方面来讲，我身上是有些阻碍成长的地方，或许我会一直如此，就像从另一个反面来看那些过度快速成长的"成人"是一样的！

很难想像爱伦用"附带"的方式谈到她的母亲，但是爱伦在最后，的确是用附带的口气提到了她的妈妈，以作为此信的结语：

附带的要提一提的是，我的母亲依然健康。我开始欣赏她的坚强意志及年轻心态，她对早已退出的一个社团又重新产生了兴趣，因此又再次加入，不久前还在他们的庆祝会上做了一个演说。现在，无论在周末或星期六的逛街，或是用餐，或看令我烦躁的新闻，我们都享受彼此。她似乎对以一个客人的身份来拜访我感到很愉快。她对我的布置很喜欢（虽然有时候对我花钱购买艺术品的"浪费"行为有些微辞）。

结论

在我看来，爱伦最近在信中所表达的突破，在以前的信中就已经露出端倪。正如爱伦自己所说的，她在成长中。虽然"成熟"比它所"应该"发生的时间晚了，但是她的成长过程不断丰富，更充满朝气与活力。她开始做自己的决定，走向自己要发展的方向，并且很实际地过自己的生活。夫复何求？

第六章　一个孤独的人
及其会心团体经验

　　首先，我要将一个朋友在参加过会心团体后所写的一点感想，拿来做这一章的开场白。他写道：

> 　　在这儿，我们这群迷失的、困惑的可怜人，在那太大、太复杂的宇宙里飘荡漫游；对那些我们感到困惑并与我们不太相同的人们，我们反弹与抑压；我们在平凡与高贵中不断地寻找，为的是满足我们那无数的、抓不准的及模糊的需要；而有时候，我们却纠缠其中，不是吗？〔詹姆斯·佛来恩博士（James Flynn, Ph. D. ）〕

　　我只想对这个简短的陈述做一回馈，尤其是想对"而有时候，我们却纠缠其中，不是吗？"这一主题进行探讨。

　　我相信，现在的人对内心孤独感的意识，比历史上任何一个时刻都更深刻。我看到，在这里，詹姆斯所表达的只是孤独感的表象而已——就好像我们现在对人际关系，也比以往更能意识到一样。当一个人在为下顿饭操心的时候，他很少去发现自己内心深处与他人的疏离感。但是等到人们的生活越来越丰富，行动也越来越自由与方便时，人们就不再只是定居在祖先所留下来的老房子、老城中，而是增强了迁居的能力与机会，从此，人们也越来越注意到他们的寂寞。

　　在这儿，有两个角度来看这个主题，我认为是非常真实的。第一个，人的孤独感与分离感，是人类"存在"的基本部分，你永远都无法真正地明白我到底是为什么成为我，而我也无法真正知道你到底是为什么而成为你。无论我是否有意愿要完全地与你分享我是谁，或是保留自己的隐私，我们的独特性仍然将我们分离。从这个角度来看，我们必须是独自地生，也独自地死，为了一个人是否能接受并欣赏这种分离，或是能够以此孤独为基础，而有创意地表达自己，或是对此孤独有所恐惧而逃避——这都是很重要的，只是，它不是今天我要说的。

我今天要谈的，主要是有关存在于人与人之间，由于没有真正的交流而产生的寂寞的问题。有许多原因造成人们的寂寞——没有人性的文化，人生暂时性的特质，它的无向感——所有的这些特点，使得一个人虽然处在人群中，却觉得更加孤独，然后就是害怕，它存在于许多有亲近关系的朋友之间。这些，只是造成人们孤独的一些原因而已。

但是我相信，引起孤独的原因应该有更深层、更普遍的起源。简单地说，一个人最寂寞的时候，是当他抛弃了保护他的面具或外壳时——这些用来与外界相处——并且觉得没有人真正关怀他、了解他或是接纳他所表现的一切的时候。

每一个人从小就学习到，当他按照那些被人赞同的规矩来行事时，他是可爱的。他自然而真实地表达自己，反而不容易被接受。如此，他开始发展了与外界相处的外壳，这个外壳可以相当的薄，这指的是他仍意识到自己在刻意表演一个角色，至少他还意识到自己仍是一个与角色不同的人。但是有时候，这个外壳非常的硬，甚至成为一个盔甲，那时候，他就是那个壳，而忘记了他是一个人。

现在，当一个人开始放下那个保护自己的外壳时，他便面对孤独、感到脆弱；当他自愿地脱下这面具时，也就是他愿意诚实地面对自己的时候。或者，这个面具之所以要被扯破，是因为他人的攻击而造成的。无论是哪一种情况，他的内在、隐私的我——小孩子气，无能的感觉，非理性的、创造性的、毁坏性的冲动——这些不完美的我，都会被暴露出来，而使自己陷于脆弱的地位，他感觉到自己无法被他人了解或接受——他非常确定地认为，没有人会喜欢或关爱这个他试图隐藏很久的、奇怪的、矛盾的我。如此，他就会发展出一种深层的疏离感，一种"如果任何人知道了真正的我、内在的我，他们就不会喜欢我、尊敬我"的这种孤独感，而他也很清楚地意识到这种孤独感的存在。

让我从另一个角度来谈谈这件事吧！孤独，其实是当一个人明白地了解生命的意义时，不能依赖面具与外界沟通所得的产物。正如我相信我的生命意义，是发生在我是个心理学家，与你是个教育家，或职业妇女，或其他角色所产生的关系的时候；或是一个神父，从他的身份与信徒的互动而产生生命价值；或是一个企业老板，认为他的生命意义，是因为他的职务而与他的经理人或企业员工互动而得到的——如此，上述每个人在生命的某个时刻会发现，会很伤痛地意识到，生命价值的基础是不合理与不稳固的。举个例子来说吧，有个很有学问的学者，名叫 Phi Beta Kappa，他意识到，无论他得了多少赞美与外在的肯定，仍觉得一切是空泛无意义的。他的外表与身份令老师们、同事们或是家长们如此的尊敬与爱戴，但是他无法全然满足自己的生命价值。在发现了这一点后，他很勇敢地将他内在的空虚公之于世。

109　　　孤独存在于许多层面上，并且有不同的程度，但是最为极端与尖锐的孤独，存在于那些无论是因为什么理由，而发现自己失去了那习惯了的保护壳或角色的人。他觉察到自己是一个脆弱而易受伤的人——他确定自己会为这个批判的世界所拒绝。

内在的孤独

毋庸置疑的是，在会心团体内，一个原本与他人缺少"关系"的人，却可以得到治愈。通常的第一步，是这个人感受到内在所隐藏的疏离感。现在我要谈一谈一个关于杰瑞的事例①，他是一家公司的首

---

① 这个事例取材于曾荣获大奖的纪录片《走入"自我"的旅程》（*Journey into Self*），此片可以从宾州大学公园、州立大学、心理电影部以及 3 号帕蒂图书馆租借。

席执行官。他对其他团员对他所说的有些困惑。在一次聚会的开始，他说："我用一种奇怪的感觉来看自己，为什么我没有朋友？而我又似乎不需要朋友。"在后期的一次聚会时，当他听到贝丝谈论她与丈夫之间那种疏远的感觉，她渴望一种更深及更多沟通的关系时，杰瑞的下巴开始颤抖。罗兹，另一个团员，走过去，用手臂将他拥住。杰瑞开始无可控制地哭泣，他发现了那深埋在内心的孤独感，那种孤独感被他用自我满足所建立起的硬壳保护住了。

另有一个年轻人，他是个非常自信又有些傲慢的人，将他在团体中如何与他人互动的经历写成了日记。在日记中，他提到了自己是如何开始接受对人们爱的渴望，以及渴望与他人接触的，这是他在团体中重大的改变。他说：

在第三次与第四次聚会之间，我觉得非常累，很想休息一会儿。但是我却有点"强迫"似的在人群中转来转去，与别人说话。我有一种"乞求"的感觉，一方面我想做个摇尾乞怜的小狗，希望有人拍拍我，但另一方面却又很害怕别人会踢我。最后，我回到了房间，躺在床上，开始意识到自己觉得很悲伤，许多时候我发现自己很希望室友走进来和我说话，或是任何时候有人走过我的房门，我就像狗一样竖起我的耳朵，我多么希望有人能够走进我房内和我说话，我这才明白我多么渴望别人对我好！

110

在接受了自我孤独感之后，他与人的关系开始改变。

裴，在另一个团体内的一个大学生，在某个时刻却意识到自己越来越安静，越来越心烦。他双手捧着头，双眼紧闭，从团体中完全退离出去了。早些时候，他充满活力与热情，叙说他在大学里在一个活动中所碰到的困难。他也谈到不被学校领导以人的方式对待的愤怒，以及其他感受，然后，他开始退缩，越来越退缩，在团体温和的诱导下，他才慢慢地开放。他告诉大家是什么使他感觉到如此的哀伤，原来是因为他觉得没有人关爱他。他说有些老师喜欢他，因为他成绩好；有些领导喜欢他，是因为他做事做得好。没有人真正关爱他，他不得不面对一个事实——他是一个优秀的学生，做事也很出色，甚至连在床上的功夫也是英勇的——但是，内心的自我，他真正的自我，却觉得不被爱，觉得不被认可，也不被关心，他一头走入了自己的孤独中。当在团体中，有些人拥着他，用手环着他的肩膀，并拉着他的手时，他们无言的举动慢慢地使他觉得，还是有些人是关爱他的。

111　　但并不是每一个人在每个会心团体内，都可以体验到自己的孤独感。一部很感性的名叫《瑞琼，瑞琼》的电影，讲述了一位 35 岁的老师过着一个看似合宜的但却拘谨的生活的故事。电影描述了一个她最为寂寞的时刻：她出现在母亲的桥牌俱乐部，用人工的、掩饰的笑容分送糖果点心给客人后，回到房间内掩面而泣，她为与这些生活中的人毫无接触而心碎。

"真正的我是不可爱的"

真正将人们与人群隔离而使人孤独的重要原因，是人们不相信真正的自己，不相信这内在的自我是可爱的，故而要躲藏起来。这种不可爱的感受是很容易找到其原始之因的。一个小孩子的自然感受，他的天然不做作的态度，从小就不被父母与其他人所接纳，久而久之，他将这种悲哀难过的感觉，及不被接受的态度等同于他自己，以为他就是不可爱的，如此，这就成了他真实的自我了。

或许下面一个由一群高中女孩及老师所组成的会心团体，可以展现出这样的情况。苏在团体中是一个比较安静的成员，她非常诚心，也很严肃，是个好学生，也是个很有效率的领袖，被学校的一个社团选为委员。在周末的聚会中，她分享了一些自己所经历过的困难，她发现她开始怀疑她的宗教信仰、她的价值观，并提出问题。她不知道那些问题的答案，并且觉得有些绝望。她知道答案应该从内心而来，但是她又没有底，这种情况让她害怕。有些团员想帮助她，试图给她
112　　一些确切的答案，但效果不彰。她也对团体提到，有许多人找她帮

忙，对她倾诉他们的问题，当她感觉到她能够帮助他人的时候，她就得到满足。

第二天，她内心有些感动，在她分享了感受之后，团体静默了很长一段时间，苏最后用许多"合理化"的理由来叙说她的所有经验。这种理性的表达与当时的场合是相当不协调的，我感觉到，从直觉的层面而言，她并没有真实地说出她想说的，但是她也没有透露她真正想说什么。当时我觉得我很想走过去就坐在她旁边，但是这个冲动又好像不太恰当，因为苏并没有向我求助。可是我这个冲动是那么的强烈，因此我决定冒险。我走到她的身边，问她我是否可以坐在她旁边的沙发上，当时我想她大概会拒绝我，但是她没有，她挪出了旁边的位子让我坐下，在我坐下的同时，她抱着我，用头倚靠着我的肩膀开始哭泣。

"你已经哭了多久了？"我问她。

"我没有哭泣。"她回答我。

"我问的是，你的内心已哭泣了多久？"

"8个月。"

我抱着她就像抱个小孩一样，直到她停止了哭泣。渐渐地，她开始与我们分享困扰她的问题。她说她可以帮助其他的人，但是却没有人真正地爱她，因此没有人能帮助她。我建议她看一看团体内的成员，如此，她就会发现有许多的人是关心她的。之后，又有一位修女也分享了自己曾经经过这么一个怀疑、绝望与不被爱的时期。其他的人也加入分享，然后苏告诉我们她的父母离异了，而她非常思念她的父亲。对她来说，一个男人对她表达关爱，是极其重要的。很显然，我的举止是恰当而聪慧的，但是你问我为何会如此做，我也不知道。在这儿我要说的是，一个女孩，大家都公认是如此迷人而可爱的人，内心却觉得自己完全不被人爱。我和团员的关爱，使她改变很多。

113

在她寄给我的信中，可以很清楚地看出，这个爱的体验的确帮助了她克服了她的绝望。她仍然时有疑问及怀疑，但是她的那种无望和孤独感却消失了。

冒险成为内在的我

从上面的例子，我们可以明显地知道，一个人内心深处的寂寞是生命的一部分，它无法被改善，除非这个人在与他人交往时，能冒险成为更真实的自己，只有如此，他才能发现自己是否有能力与别人真正接触，或是减轻寂寞的负担。

如果你曾看过那部叫《瑞琼，瑞琼》的电影，当瑞琼接受并面对她的"性"感受，并将自己交托给那位她所欣赏的年轻男子时，那就是她减轻寂寞负担的时刻。她的爱情并未成功，最后她为男友所遗弃，但是经由此事件，她学到了只有冒险才能与另一个人真正地"接触"。这个学习的经验，强化了她之所以为人的力量，并能面对那不可知的世界。

我可以从个人的角度来分享我的一点想法，因为我在会心团体内体会到了许多这种经验，虽然我并没有完全做到，但我却学到，没有任何事情是令人畏惧的。当我以"我是"来显现自己时；当我毫无自卫地表达自己而没有盔甲，只有我时；当我能接受我的不足与缺失，甚至面对自己有许多错误时；当通常在我应该知识丰富而却很无知时；当我应该开放却有偏见时；当通常我有许多没有借口的不舒服感受时……如此，我就能更真实。当我能不戴盔甲地活出自己，当我无需努力使自己与"我是"不同，我会学习得更多——甚至从别人的批评与仇恨中——我也变得更放松，也能与别人更亲近。另外，由于我自己的真实，也带动了别人与我交往时的真情流露，这是非常值得的。我觉得当我成为真正的我，不需要戴面具，我就能真正地享受生活。

这个自愿冒险活出内在的我，是迈向释放存在于每一个人内心的寂寞、与他人更真实地交往的一大步。有一个大学生曾经说过这样的话："今天我在会心团体中迷失了，我好似赤身裸体般，现在每个人都知道太多有关于我的东西，但同时，我也觉得我不再需要戴上

'酷'的外表，我觉得很舒服。"他走出自己，冒了这个险。

　　一个真正孤独的人，有一个很深的信念，那就是，自己是不会被接纳，不会被爱的。在团体中看到这个信念慢慢消融，是一个很有意思的过程。当人们发现团体中的人，更容易关心那真实而不戴面具的人时，不仅是当事人，对团体中的每个人而言，都是一个令人感动的过程。

　　现在我们来谈一谈生意人杰瑞吧！前面我们曾经提起过他，在他尚未体验到他的孤独时，他曾很骄傲地说他不需要朋友。在一次聚会结束时，他说："我想到的第一件事情就是，如果你能够主动与别人接触，那么别人与你接触也是有可能的。我的意思是说，与人比较接近地来往，是有可能性的，特别是个人与个人之间。我不明白为什么我说这话时感觉到挣扎，我想大概是与贝丝的问题，以及罗斯的回答有关，这似乎立即将我带回了我们的团体——或者说是带回到人间。我想你会说的是——回到了其他人的感受与关心中。人们是可以关心你的，无论你是什么样的人，他们都是可以关心你的。我了解了这一点。在这个团体中我得到的是，这种关怀是有可能发生的，不仅是这个团体，在其他的地方，我也会使它发生的。"杰瑞含着眼泪说了这些话，团员们也深深地被感动了。

115

　　在杰瑞所说的话中，含有很深奥的真理。这说明了，一个人不是因为他所假装出来的"我是可爱的"而可爱，不是因为他戴了面具而可爱，而是因为他是他。他身为一个人，就是值得爱与尊敬的，这也是促使他与他人有所接触并保持联系的主要原因。

　　这个经验，其实在会心团体内是最为普遍的一个结果。一个人可以尊敬真实的自己，而不会觉得自己是个为了使他人喜欢自己而欺骗人的人。这种自尊自爱的态度，在会心团体结束之后，并不经常具有持续性，有时一个人必须要重建这种经验。也不是每个人在经过上述的过程都能减轻孤独，然而对我而言，这是一个开始。

　　我希望上述的例子，可以帮助我们明了，在一个强化团体内，一个人可以看到内在的自我，并看到那活在角色或壳内的孤独的真我。

他也可以完全地体验这份孤独，并发现他的经验是可以为其他团员所接受的，并且也受到尊重。他可以在团体中，开放地诉说这曾令他羞愧的一部分，也可以选择保持隐私而不说出来。他会很惊讶地发现，比较这真实的他，与外表的他，团体更能温暖地接纳前者，他们能够爱这个似乎不完美、并充满了挣扎的真我。在会心团体中，当两个真实的我相遇时，这就是马丁·布伯曾经形容得非常好的我-你的关系发生了。此时，孤独消融了，这个人在与另外一个人真正地相遇时，自己的疏离感也会不见了。

116　　在我们的文化中，人们企图用不同的方式来处理孤独感、疏离感及无人性的状态。有时候艺术家会借用一首诗或一幅画，来表达真实的内在的自我，希望借此有人能理解并回应他所寻找的。当人们在面对真正的危险时，孤独感也会减少。就像在战争的时候，当那些炮手或战士在面对即将到来的死亡时，真实的我往往会出现，并且能为他人所接受与理解。此时，他们的亲密感与亲近的接触，就能产生与存在，甚至在战争结束后，大家分离了，这种对同伴的思念，会成为一生的牵挂。

结论

对于人们的孤独感，是有其他方法可以处理的。在这儿，我只是分享了在会心团体或是强化团体中，所创造的一个人与人相遇与真心接触的机会。这种经验，我相信是现代社会所发明的，面对存在于人们之间的虚假、无人性、疏离感等最好的方法，至于未来它会如何发展，我并不知道。它或许会被操纵者或追求时尚的人所代替；它也或许会被另外一种更有效的方法所取代。但现在，它却是我认为治疗那弥漫在人间的孤独的最好工具之一，它为我们带来了真正的希望——孤独不是人们生活中的主调。

第七章　从研究中我们了解什么？

在这一章中，我们并不会去回顾所有关于会心团体的研究资料，
因为杰克·吉伯（Jack Gibb）博士已客观地、令人佩服地完成了这个工作①。他曾经分析了 106 个个案，最近又对其他 123 个不符合他的研究模式的报告作了调查，另外还有 13 所大学最近完成的 24 篇博士论文。研究表明，大学对强化团体产生兴趣，是一个最新的发展，因为在 1960 年以前，大学并不重视它，直至 1967－1969 年之间，总共有 14 篇博士论文以会心团体为研究对象，这才慢慢地引发了大学对它的关心。

吉伯博士指出，由于对这个领域缺少足够的调查，一般人对会心团体所作的批评其实是不正确的。他发现，虽然有一些研究比起心理实验做出来的结果要粗糙一些，而且有一些研究也不太可靠，但是有很多调查却具有非常高的品质。

我想要从他的结论中引用一些资料，并且简短地表达一点我个人
的看法。②

证据显示，强化团体的训练经验有治疗作用。

吉伯的结论是根据许多研究结果而得到的，我想在这本书的前半部也很明显地表达出这一点。我要说的是，这种团体的确有促进"成长"的功效，如此就避掉了"治疗"这个词。

---

① J. R. Gibb："人际关系训练成效"，载 A. E. Bregin 和 S. L. Garfield 编《心理治疗与行为改变手册》（*Handbook of Psychotherapy and Bahavior Charge*，New York：John Wiley & Sons，1970），第二十二章，2 114～2 176 页。

② 这些引言，全部引用自第六章。

在一个人的敏感性、处理感受的能力、动机的直接性、面对
自我的态度、面对他人的态度以及与他人相互依存的关系上，都
有改变。

所有的名词，都必须放在吉伯所建议的意义之下来理解。敏感
性，指的是对自己的感受及他人的感受和知觉，都有较大的觉察力，
它也包含了开放、真实与自然的态度；处理感受，指的是"拥有"自
己的感受以及行为与感受的一致性；至于"动机的直接性"，吉伯指
的是自我实现、自我决定、对人真诚与内在指导性的概念；"对自我
的态度"，包括自我接纳、自尊、自信以及理想化自我与自我认识的
一致性；"对他人的态度"，指的是对权威主义认同的减少，对他人有
更多的接纳，不再那么强调结构与控制的重要，而更多的着墨于参与
性的管理；至于"相互依存"，他说的是人际能力、与团队共同解决
问题的能力，以及成为一个很好的团体一分子的能力。

以上所提的都是团体促动者的希望。最新的研究结果证实了这些
改变的确发生了，这实在令人开心。

119　　　　研究证据显示，对参与团员的任何束缚都是没有根据的。

一般人对会心团体有个迷思（myth），那就是，只有某些人才适
合这种团体，或是对参加的团员必须要仔细地筛选。这并不是我的经
验。事实上，在公开场合，每当有人问起我这个问题时，我就会开玩
笑地说："是的，我们必须仔细地选择。除非他是一个'人'，否则我
们不会收他。"我很高兴这些调查的结果，证实了我的看法。

没有领袖的团体训练仍是很有成效的。

拉和拉的西方行为科学研究所的研究结果证实，团体的发展，无
论是在有领袖还是没有领袖的情况下，效果是相似的。而我仍认为，
有领袖和没有领袖的团体效果是否一样仍有待商榷。但此调查研究很
显然地证实，没有领袖的团体，是依然有用及有效果的。这个结果，
会促使团体有更宽广的用途。我个人的判断是，没有领袖的团体一定

比那会引起负面效应的领袖团体更为可取。正如同我在第三章所提到的结论:

"要使团体训练达到最高的功效,它的环境安排,就要与参加人的机构、家庭及生活有一定的相关性。"

这里所提到的成员与环境的相关性,对一个人的成长是非常重要的。在一个非常亲近与亲密的关系中互动时,一个人比较容易开放。我是非常支持这个看法的,因为这也是我的经验。最后的相关结论如下:

"决定团员成长的关键因素中,有效的、连续性的会后咨询关系与在团体聚会中建立的关系同样重要。"在许多团体的发展中,这一点往往是失败的。在团体结束之后,能用适合于团体的特性和情况的方式,继续对团员的发展给予支持与关怀,是至关重要的,但是却很少有团体能彻底实现。这是我对所谓的"成长中心"的主要批评,因为这些组织在提供了一个周末或一个星期的强化经验之后,却无法提供后续服务。

120

> 训练经验如果要达到最高的效果……必须在连续的、集中的及不被打断的情况下进行。

再一次,许多团体促动员也证实了周末或一周20小时或40小时的团体,比同样的训练时间但却分散在一周一次的聚会效果要更好。吉伯也提到,在团体的时间,需要比一般的聚会长一点,因为研究的结果显示出,待在团体内时间较长的人,团体对其发生的影响也较大。

他提到的最后一点是:"在许多人中流传着一个有关团体的事实,那就是,许多非专业人员在团体训练中受到了很大伤害。这是不正确的,没有任何根据的。"

我很高兴,这件事终于澄清了。其实,不仅在非专业人员中有这种传闻,在我工作的一个单位(下一章我会谈谈我的学校),也有许多未参与团体训练的专家们传说着许多在团体中发生的"可怕的事情"，说那些团员回去以后，太沮丧而不能工作，等等。当我们去追踪传闻的根源时，才知道这些都是"传闻中的传闻"，是捕风捉影。吉伯曾对 1 200 个在基督教男青年会的主任做过调查，他们都是受过这种团体训练的人。在他们中间只有 4 个人的经验是负面的，等到他们与调查人员会面时，有 3 人改了口，认为这个团体经验实际上是很有帮助的。也就是说，在 1 200 人中，只有一个人觉得不太好，而这个人的实际工作效率，却并没有被影响。

121　　　这个结论与我自己的研究报告是一致的。我对这种谣言所做的解释是，有许多人觉得"改变"的可能性使他们有压迫感，而他们隐隐地觉察到团体的经验就是改变，于是当他们听到有人在团体中哭泣，或是失眠，或是在团体结束后还是有困难，就像第五章介绍的爱伦一样，他们就下了一个结论：团体是不好的，是有破坏性的。这样一来，他们就可以避掉"改变"的危险。

　　我想，每一个关心强化团体的人，都要感谢吉伯博士的研究，他从大量有关 T 团体、敏感性训练团体、会心团体以及机构发展领域内所存在的大量资料中，做出了如此简洁而全面的分析。任何对调查研究有兴趣的人，我非常鼓励他去看吉伯的研究报告。

会心团体的进展过程

　　在研究会心团体改变过程的特性的调查中，或许梅朵[①]（Betty Meador）的是最好的。她的调查根据一个在周末举办的团体，他们共有 5 次聚会，共处时间为 16 小时。所有的过程都被拍摄了下来[②]，其中有 8 个团员、2 个团体促动员。梅朵用标准而无偏见的方法，挑出每一个人在团体中所展现的片段，也就是 10 个 2 分钟的单元——

122　一半由每个聚会的前半部分组成，另一半由后半部分所组成。如此，她就有了每个团员的 10 个 2 分钟的有声摄像带，共有 80 个这样的带

---

　　① Betty Meador，美国国际大学博士，这个调查是她未出版的博士论文"对基础会心团体过程的分析"（An Analysis of Process Movement in a Basic Encounter Group），1969。
　　② 此纪录片的基础来自于《走入"自我"的旅程》。

子，每个人的 10 个小带子都随意地接在一起，没有任何顺序可言。然后请 13 个等级评估人来看这些带子，这些人都没有任何关于团体早期、晚期的概念（事实上，这 13 个来评估发展过程的人，对团体没有任何认识）。

这 13 个等级评估人用的测量表是罗杰斯过程评估表（Rogers' Process Scale，1958)[①]，它有 7 个阶段作为评估标准。这 7 个阶段代表训练活动的连续性发展：感受的固着与僵硬度，自我沟通，经验分享的方式，与人们的关系，与问题的关系，对以上各类情况处理与面对的自然度与弹性。根据这几个发展阶段，这些人来做评估标准。在正式评估之前，这些评估人都受过如何使用此测量的训练。要做这种评估，实在不是一件容易的事。事后来分析他们的评估，证实了他们的可靠性。虽然他们 13 人彼此是独立的，但是却显示出相似的评估结果。

下面显示的表 7—1，除了对那些懂得这个测量及被测量的人之外，实在是没有多大意义。因为这些被测量的人，在不同的时间要做第一阶段到第六阶段的测量。下面我就简单地、部分地对第一到第六阶段的发展做一下说明。

表 7—1　　　　　　　　**梅朵的研究报告表（1969）**　　　　　*124*

8 个人对 5 个会谈时段所做的评估，总共 16 小时，每个会谈时间一切为二。（从梅朵 1969 年的研究报告中引用）

个人	第一段		第二段		第三段		第四段		第五段	
	前半部分	后半部分	前半部分	后半部分	前半部分	后半部分	前半部分	后半部分	前半部分	后半部分
第一位	3.2	3.2	3.8	3.1	4.2	3.7	5.6	4.4	4.7	4.5
第二位	2.8	2.5	3.2	4.9	2.7	3.8	3.8	3.8	4.8	4.4
第三位	3.0	3.0	4.0	3.3	4.2	4.2	4.9	4.5	4.6	5.6

① 罗杰斯（C. R. Rogers）和罗伯伦（R. C. Rablen），于 1958 年在威斯康星大学共同撰写了未出版的《心理治疗的过程量表》的手稿。

续前表

个人	第一段		第二段		第三段		第四段		第五段	
	前半部分	后半部分	前半部分	后半部分	前半部分	后半部分	前半部分	后半部分	前半部分	后半部分
第四位	3.1	3.4	3.4	3.5	3.8	3.8	4.6	3.5	2.6	3.8
第五位	2.8	2.1	3.6	2.5	3.4	3.8	4.2	3.7	3.8	4.0
第六位	3.2	1.7	3.3	3.2	3.1	3.1	5.7	4.7	5.2	4.3
第七位	2.5	3.3	3.1	3.3	3.2	2.6	4.5	4.1	4.0	4.4
第八位	3.9	3.8	4.7	2.8	4.4	4.3	4.4	5.3	6.0	5.1
平均数	3.1	3.0	3.6	3.3	3.6	3.7	4.7	4.3	4.5	4.5
每个会谈时段的平均数	3.0		3.5		3.7		4.5		4.5	

第一阶段：与人的沟通是外在的。这里存在着一个人不愿意与别人分享自己，对自己的感受与个人意义并不认识也不明白的状态，而且，他特别的僵硬严肃。在这个阶段，一个人认为与人的亲近关系是危险的。

第二阶段：一个人并不真正的感受到自己的感觉，仅是嘴上说说而已。他对自己的主观经验的了解还很遥远，弄不清楚，当他说出与自己内心不一致或相反的意思时，自己还没有意识到它。他在非常自由的立场上，诉说与自己无关的话题，他或许对自己的冲突与问题有一点点认识，但仍未真正理解。

第三阶段：在这个阶段，一个人对自己的感受及其意义，有许多的"描述"，但是还未能真正地将其表达出来。这些感受之所以与个人表达有距离，是因为它被视为不好的或不能被接纳的。对于一些所体验到的经历，也多半用"过去式"来形容，或用发生在过去的时间来追述。此时，对自我的表示，已是以"外在的事物"来对待，虽然已经比以往要自由些。当他谈到自己的时候，会以别人为投射的对象，说出自己的情况。一个人对自己的一切，算是满意，有些事情，虽然僵硬而严肃，但是却认为有建设性，偶尔会有些质疑，但也很快过去了。不过，此时他也开始对问题的存在，是起因于外在还是内在，有点觉醒。

第四阶段：在这个阶段，一个人对自己的感受及意义开始用"现在式"的口气了，只是仍以"客体"来表达。对尚未觉醒的感受有些"突破"的可能性，但仍在内心中有一种对事物的恐惧、害怕，因此不情愿去"经验"，去"体会"。不过，此时，一个人的表现比较轻松些，对他某些经验的意义，有些体悟，并且开始明白它的意义不是固有的或绝对的。这是一种对问题的负责任的态度。一个人开始冒险在与别人相处时，去碰触自己的感受。

第五阶段：此时，一个人对当下发生的感受，可以自由地表达，因此也可以体验到"此时此刻"。这些感受是可以被觉察（拥有）与接受的。以往所否定的感受，现在都开始浮现到意识中，虽然仍存在些害怕。这时候，一个人开始觉得"当下"所体验到的一切，都有些参考价值，并且也视为个人成长的指引。人格内的矛盾性，在这个阶段也被认识到。例如，一些语言的表达："我的头脑告诉我这件事的发生是这样的，但是我却不相信它。"个人的感受开始与"真实的我"发生联系，对自己的许多行为举止提出质疑，同时，对许多问题的发生愿意承担责任。

第六阶段：以前所否定的感受，在现阶段，可以在发生的当时，就被体验及接受。一个人不需要害怕或否定这些感受。对他而言，这种感受的经验，往往是清晰的、戏剧化的及释放性的。通过感受，一个人可以清楚地了解自己，参悟生命。透过这种体悟的过程，一个人开始认识自我，他的自我不再是发生于外在的自我。此时，这个人在与别人的关系上，开始冒险，并跟随着生命之道开始做自己，也相信别人会接受现在的他。

研究结果

梅朵研究的结果是令人震惊的（可参考图表的数据）。在这8个研究对象中，我们可以看出每一个人都有较大幅度的成长。例如，他们更有弹性及表达性，能更自在地表达自己的感受，在与人的关系上也能更多地用"感受"来分享经验，而在团体的开始，这些并不是他们所表现的特点。正像梅朵在一篇短文中曾提到过的："非常明显地，一开始的陌生人，现在得到了与人交往的方法。在日常生活中，这个方法并非是与人交往的常态。"这个研究结果，使人对团体进展，至少在一个方面上有了扎实的认识。

126 ## 对研究结果的考核

许多年前，由于团体对人们造成伤害的谣言不少，我觉得我有职责找出其是否为实情。在一段时间内，我有系统地针对500名以上曾参加过我所带领的团体，或是我负责的讲习班（由其他的团体领袖带领的小团体活动）的成员，发出了问卷，共有481人（82%）回答了这些问卷。其余18%的人，我则想办法与他们联系，以便了解他们的经验，我发现他们的答复，与那481人的答案没有什么不同。这些团员接受调查的时间大多是在参加会心团体过后的3个月至6个月之间。其中有两个人觉得这种团体经验对他们有害，而且在他们的行为上，造成一些他们不喜欢的改变；为数不多的人，认为对他们没有什么大影响；另外有少数人则认为，这个经验虽然对他们的行为有改变，只是没有持续多久，这些变化又大多消失了。但是，大部分人在调查中表示，他们在参加团体之后，回到生活中，行为有非常正向的改变，并且产生了很多积极的效应。

我相信，如果我公布这个比较详细的研究结果，以及引用来自于团体成员的个别报告，那么，对读者就会更有意了。这个被用来做调查研究的特别团体，其实是选在一所大学内举办的。而这个调查研究，是在这个会心团体结束后的3个月至6个月之间。这个团体的聚会为时5天，共有110个团员，其中50人为学校心理辅导员，其余的来自各个行业，如教育者、宗教工作者及父母、飞行指挥官及律师。这些团员虽然只有110人，但报名的人却有200多人（先来先到），也就是说有超过100人不能参加。之所以指出这一点，是因为它可以说明会心团体是多么的吸引人。

　　这个团体与其他团体有些不同，是因为有一些成员上午必须去上课，故而会心团体开始于午餐，之后有一小时的大团体聚会。接着，会心时间一直持续至下午、晚上，甚至常常到半夜。早上不上课的人，则利用上午看看或听一些有关心理辅导的会谈影带或录音带。

　　由于早上是空闲时间，所以工作人员就利用这一时间进行自己的2小时会心团体。原本只是在星期六晚上才举行，现在每天上午都有。到星期三时，工作人员勇敢到不仅是在自己内部进行碰撞，而且在大会议厅内继续进行，那时有110个成员围绕着他们。对部分工作人员来说，他们相当的害怕，但是对学员们却有很大的鼓励。（我要说的是，这种工作人员延长的会心团体，是这种讲习班促进成长与发展最快的一个层面，因为它不仅使工作人员彼此开放，而且也使他们在团体的互动中，成为一个更好的促动员。）

　　下面就是学员们对参加这个团体之后所表达的一些想法。首先，要呈现一些数据，但是对我而言，最能启发我的，是他们所表达的内容，他们对此团体经验的感想。整个研究报告的结果，我们给了每个参加此研究调查的人。

问　卷

　　请你在头脑清醒，有组织意识或是任何一种自然状态的情形下，自由地写下，你认为你所参加的会心团体，对你有何影响。请你越坦白越好，并且想写多少也请自便。填问卷时，你可以不表露身份。（空白之处，请写下你的任何看法、建议及感想。）

问题

1. 团体对我行为的影响，请在下面选择适合者打√。

　　（a）　2　它造成了我行为上的一些改变，而这些改变是我所喜欢的

(b) 17 它对我没有什么太大的影响。

(c) 1 在短时间内对我有些影响，但长时间之后，此影响也消失了。

(d) 34 在短时间内对我有相当大的影响，至今在我的行为上，仍然可以看出正向改变（积极22，消极0）

(e) 除了我之外，还有其他人也觉察出我的改变

		积极的	消极的
34	我的爱人认为，这个改变似乎是	31	3
40	我的孩子认为，这个改变似乎是	33	7
24	我的父母认为，这个改变似乎是	23	1
49	我的朋友认为，这个改变似乎是	47	1
62	我的同事认为，这个改变似乎是	58	1
47	我的领导认为，这个改变似乎是	44	2
34	我的下属认为，这个改变似乎是	34	0

2. 当我想到小团体对我的影响时，我感觉到

(a) 4 非常有伤害，挫折（3）或厌烦（1）

(b) 1 没有帮助大于有帮助

(c) 5 中立或没有什么大改变

(d) 21 帮助大于没有帮助

(e) 38 有建设性的结果

(f) 52 有深层次的意义，积极的经验

(g) 2 我非常困惑，所以我无法判断

3. 当我想到大团体的聚会时，我感觉到它们是

(a) 0 伤害性的，困惑的，厌烦的，无聊的或是其他负面的

(b) 4 没有特殊的地方，没有意思，没有什么影响

(c) 16 有些许帮助

(d) 50 有建设性的帮助

(e) 23 有深层次的意义，对我来讲是一种积极的体验

4. 我对自己感受及他人感受觉察性的影响（对任何适合的选择打√）

　　（a）29　我变得对自己的感受较敏感，对他人的感受也较能知觉到，这对我而言是一种新的经验

　　（b）52　我现在能觉察到自己的感受，能与他人分享自己的积极的（9），消极的（4）或二者皆有（39）的感受

　　（c）39　我以前也觉察到自己的感受，只是现在的自由度及范围更大

　　（d）16　在这个领域内，我并没有什么可觉察的变化

　　（e）　0　我现在在对感受更能觉察到，但是我多么希望我没有这个变化

一些看法

129

下面是一些成员对问卷的文字叙述，它们代表了成员们对此团体经验不同层面的感想。

"意识流"

大部分人都有极为正面的回应：

　　这是我所经过的最有意义的经验之一，结果是我对许多的人、事都有那种完整的正向感觉。我想，在这儿最常挂在嘴边的字就是自由，它是一个使人对事物更开放，对他人的经验更能欣赏，感觉生活更加丰富的体会。有的时候，它充满了情绪，但是数周之后，我可以看到它与我的理想状态有关。我对每个人及全人类都有一个信念，那就是，在其深处，大家都有达到圆满境界的潜能。

　　至今我对在这个讲习班所体验到的仍觉得很不可思议。我对自己有了新的看法与视野。以前，在人际关系上，我是一个英俊而冷漠的人，人们想要接近我，但是我总是害怕他们与我太亲近而造成对我的危害，而且我必须回报他们，否则后果不堪设想。自从参加了这个团体之后，我不再害怕成为一个"人"，我能自

在地表达自己，也能爱别人，别人也喜欢我。现在我能与他人交往，也会对他人表达我的情感，并且学习到情感也是我的一部分。

对某些人而言，这个经验并不是那么积极：

总的来说，我觉得这个讲习班相当令我失望。我原先期待参加的成员应该经过仔细地筛选。由于事实并非如此，这个基础会心团体，对我没有什么大帮助。太多的"绕着话题"而不着边际的气氛，使我觉得它缺乏专业的设置。

问题 1，有关团体对我行为的影响——

（从读者们打√的数字可以看出来，许多人表示他们的行为已有所改变，特别是他们与人的关系，这是受到整个讲习班的影响。下面是一些成员的观点。我想这些叙述可以说明。）

我现在对学生的问题比较敏感了。当有人说"是的，我希望你听我说"，或是"我不想和你交流"此类话时，我能立刻觉察到其声调所传递出来的讯息。朋友们、同事们也都喜欢我，而学生与我分享他们的感受时，也放松了许多。最令我高兴的一件事，发生在一次旅行中，我与先生之间发生了一些事情。我比以往更能说出自己的感受，而且做起来也很自在；先生也能在我创造的气氛中，自由地表达他的感受。

在团体结束之后的一个星期六，是我和妻子亲密相处的日子，我期待在这个星期六，我与妻子之间的关系发展至更新的阶段，更有意义，我希望我们彼此对不同的价值观、兴趣、做事的驱动力等等都更有包容和接受力。这的确发生了。她告诉我说，她注意到我们的关系有所变化。只是我很害怕我会无法坚持下来，而又回到以前的样子。

我确定我对同事的看法有所改变。虽然在这个新的学期，管理学校是一件令人头痛的事，但是我喜欢这个挑战，而且我想我比以往更能创造性地（至少不同）去面对问题，并处理它们。

问题 2，当我想到小团体对我的影响时，我感觉到——

（在此问题上，有令人吃惊的多数人觉得有深层次的意义、积极的经验和有建设性的结果。）

这个体验，我可视它为"第二重生"，它为我这迈向平凡甚至失败的生命，带来了新的契机。我能做到以往我所不敢想像的事情了（甚至离开那我从未理性地选择过的神职工作）。

虽然它有些痛苦，因为我被迫诚实地面对自己，但是我却体验了自然表达感受的自由。

131

它对我是非常有意义及有帮助的，因为它促使我更好地了解自己以及与他人的关系。

其他不太积极的答复有：

在这么长的时间内，我们似乎得到的太少，我想，如果我们有更多的时间，我们会有非常有意义的体验。

在团体内我交了许多朋友，只是，即使聚会已进入了尾声，我还不太确定别人是否了解了我的态度、我的立场，或是我的所思所想。

有一个人形容他的经验如下：

完全的挣扎——无序；没有任何指导；失望、不愉快的经验；窒息——无动力。

另一个人的经验：

我对小团体非常失望，因为我们从来无法彼此真正地相互关怀。虽然我喜欢其中的两个人，但我对其他团员没有好感。我觉得无聊、焦躁及疲累。坐的椅子也非常非常的不舒服，我很想家，并且怀疑自己为什么会来。

问题 3，当我想到大团体聚会时，我感觉到它们是——
（所得到的回答多半是积极的，仅有极少数是消极的。）

依我之见，这个讲习会最大的价值，是大团体聚集在一起的时候。

我觉得任何大团体聚会，对我的帮助都不大，看电影倒是对我在澄清不同的治疗方法上，有些启发。至于对长时间的聚会，我没有什么太大的印象。

132　　我对于团体领袖所展现的团体互动，有很深刻的印象，最主要的是，他们是如此诚实地做到他们所说的！

我喜欢工作人员所展示的会心团体，尤其是他们能在我们所有学员面前来进行。但是我想，如果工作人员也与我们一起互动，那会有更好的效果。我相信，如果那样的话，我们对会心团体会更有体会也有更全面的概念了。

问题 4，我对自己感受及他人感受觉察性的影响方面——
（对感受的改变，大部分人有积极性的回答。）

参加完讲习会之后，我注意到自己与他人的关系，在数个方面有显著的改变。或许这共同的要素，就是我最深处信念的加强。我现在开始教秋季的课，我很高兴地发现自己能很有勇气地将自己对教学的信念，尽量尝试着运用出来。（这个信念与罗杰斯是很相似的，因此，需要有勇气来实践。）

我参加此讲习会以前的一些问题，至今尚未解决，但是我对它的感受有所改变，我觉得它们在我的能力范围内，是可以解决的。而其他的问题，至少在症状上，几乎是消失了。或许我可以说，我最大的快乐是我感觉到自己越来越喜悦，创造力也有所增加，内在也越来越有力量。对我而言，目前最重要的事情是，我走的方向是正确的。

自从参加过这个讲习会之后，我认为最有价值与收获的是，我越来越喜欢自己了，因为我从会心团体的学员对我的反应中看到了我自己；从我对他们的反应中，也看到了自己。我与他人的关系也更真实与有意义，我对他人因我"开放"的言辞而引起的反应，也学会了用笑来化解。

另外有些苦乐参半的反应：

> 虽然今天我很高兴有那 5 天的经验，但我并不是一直如此
> 满意的。有时候，我觉得我永远无法治愈；也有时候它引起了
> 我极大的痛苦与害怕，特别是在团体结束后的头一两天。我觉
> 得自己是赤裸的，我无法停止去想我对自己的理解到底是什
> 么，或是去想我到底到了哪个水平。甚至今天，我都可以再次
> 地复述那时候在团体中大家所对我的了解、团体发展的过程及
> 讨论的内容。

> 在讲习会中，直到最后一堂课的时候，我似乎都是在学一
> 种技巧，它似乎在教我如何在团体中将人们的真实感受给
> "嗅"出来。在我的一生中，我从来不曾如此地喜欢过任何一
> 种感受。现在，如果有人对我发脾气，我不再在意了，只要他
> 们真实地表达他们的感受。我甚至觉得，如果真能如此去做，
> 它反倒令我有满足感。任何一个人如果像辅导者一样客观地分
> 析我的感受，而不去体会或感受我的感受是什么，我是会很讨
> 厌他的。

少数几人有完全不同于上面团员的感受：

> 我也参加过其他人主办的类似团体，但是在这团体内，我却
> 没有像在其他团体中一样的发生改变。在团体中，大多数的时
> 间，我都是在帮助其他人，并且促进团体发展成长。

我个人的看法

在我看见了所有的问卷之后，我觉得这种个人的、强调学习人们
的现象行为的团体，比传统用脑的硬式实验的方式要有价值得多。这
种自我反省问答的调查方式，实际上帮助我们更深度地了解人们经验
的实际意义。它一定比那种与控制组的未参加人员的比较，得到那不

见得有依赖性及可信度的 0.05P 值[①]结果更有价值。对我而言，这种研究方式所得出来的结果，对这个尚未为人们所熟知的领域，对我们帮助很大，收获更丰富，使我们有更多的知识来了解它。

134

结论

我相信，这个调查研究（虽然需要概括更多的范围，并加以改进）的确打破了许多人对会心团体的神秘看法，并能告诉我们一个事实，那就是，这种团体经验的确会给人们带来转变。

---

① 0.05P 值，任何科学研究如果得出来的数据是 P≤0.05，则此研究是有意义的，反之，则是无意义的。——译者注

第八章 适用的领域

在前面的篇章中，我们已经涵盖了有关会心团体的进展过程、结果以及与其发展相近的团体，如任务导向团体（Task-oriented group）、小组建立团体（Team-building group）的多方面的资料。从上面所写的内容我们可以看出，会心团体是可以适用于许多不同情况的。现在，我就要用很简短的篇幅，讨论有关强化团体应用于现代生活的可能性。事实上，在许多领域中，强化团体已经被试用过。在后面，我会将我的讨论重点集中在教育机构上，因为这是一个我比较熟悉的领域。

产业机构

会心团体或任务导向团体，已经在产业机构中被运用得很多。其中一种最常出现的情况是，当两个公司合并的时候，许多人员会产生心理问题，此时，就可以利用团体经验。现在就有一个例子：TRW系统公司，是一个专门经营太空五金用品的大公司，在一次的合并中，它就用了团体技术来帮助其解决所面对的问题。下面就是过程进行的一些介绍：

在合并过程中，一些在人事部工作并且受过训练的人员，约见了两个公司的领导人。这个约谈的目的，就是要了解他们对两个公司合并的担心与忧虑。当然，我们可以想像得到，这种忧虑与担心的范围是相当广的。被合并公司这一方面的问题，往往是"我会不会失业？""对方公司会不会将我们的财源给并吞掉了？""我们会有自主权吗？还是要在母公司的监控下运作？""我听说母公司的老板是很难相处共事的，我们要如何适应他呢?"反之，在母公司方面，却有不同的问题:"我对这些合并人员的能力很有疑问，否则它们的公司为什么运作得不好?""他们会愿意接受建议吗? 或者他们只会用对抗的态度?""我们应该保留所有的人员呢? 还是辞掉一些?"

在得到了这么多双方公司领导人员所关心的问题信息之后，由公司所请的辅导员，就将他们召集在一起，并将所有问题写在黑板上，让大家开放地、公开地讨论。在讨论中，他们开始建立信任，真正的问题至此也就被清楚地认识。这个会议的举行，避免了许多非真实的假想与猜测，使大家能够说出自己内心真正的担心与焦虑，更好地交流彼此的看法，把那些不合理的恐惧感释放掉，然后才能针对合理的问题与困难提出解决方案。

另外一个用在产业机构的方式，称为"组织发展"。其与以个人成长为重点的会心团体模式没有太大的差异，所不同的是，会心团体是针对个人的幸福为目标，而"组织发展"策略，是以促进机构本身的健康与利益为导向。以下是国际训练实验室所列出的策略目标:

（1）在组织内创造一个开放及解决问题的氛围;

（2）将组织内人们以角色及身份来对待领导的权威，转化到对其能力及知识的肯定;

（3）将决策的拟订与问题解决的职权，与信息资源尽可能紧密联结;

（4）在全公司的内部，建立个人与团体的互信;

（5）将人员的竞争，定位于其对完成工作目标的努力，并要强化人们彼此的合作;

（6）对任何促进团体的发展及提高团体利益与成就的人员，要提供一套奖励制度;

（7）要强化工作人员对公司的认同感与归属感;

（8）使经理们的管理，要依实际需要及完成工作目标为导向，而不因循旧制，或是做一些与工作范围及专业毫不相关的事情;

（9）要帮助人员加强自我控制及其工作主动性①。

对那些在产业发展上有兴趣，并且想知道强化团体在产业组织及机构内如何更有效地应用的人，下面的一些材料可以提供给各位做参考②。

教会组织

教会组织很快地就接受了会心团体的经验，并使其成为他们的发展课程之一。被采用的有神职人员培育院、宗教领袖团体、天主教修会团体以及教友团体。

基本上，教会团体采用会心团体的方式，主要的目的是为建立现代教会所失去的团体感，促使教友们有自己的宗教思想与发展，并且增进神职人员与教友的沟通（包括教友领袖人物，年轻及年老的成员）。

政府单位

至今，据我所了解的，会心团体的经验用在政府单位上的，不算太多。国务院曾经利用过，为的是增加彼此的沟通。外事机构也办过会心团体，目的是为了帮助外交人员与出使国家的人员交流。只是现在都已停止了这种团体训练了。

另外，在联邦政府的一些部门以及有高官阶级的领导人员中，也有利用类似会心团体经验的，为的是促进组织内部的人员交流更自由些，少些权威，以便使管理阶层更能容易与其他人员交流与

---

① See *News and Reports* from NTL Institute for Applied Behavioral Science，Vol. 2，No. 3（June，1968）.

② See Richard Beekhard，"An Organization Improvement Program in a Decentralized Organization，" *Journal of Applied Behavioral Science*，Vol. 2，No. 1（1966）；W. G. Bennis，*Changing Organizations*（New York：McGraw-Hill Book Company，1966）；Sheldon A. Davis，"An Organic Problem-Solving Method of Organizational Change，" *Journal of Applied Behavioral Science*，Vol. 3，No. 1（1967）；A. J. Marrow，D. G. Bowers，and C. E. Seashore，*Management by Participation*（New York：Harper & Row，1967）；E. H. Schein，and W. G. Bennis，eds.，*Personnel and Organizational Change Through Group Methods：The Laboratory Approach*（New York：John Wiley & Sons，1965）.

沟通。

种族关系

对会心团体的形容，有一句话是这样贴切而深刻，那就是："它是处理人与人之间、团体与团体之间紧张冲突的工具。"我相信，如果这些人能在一个屋子里谈话（并不一定要与某个人交谈），那么会 *139* 心团体就有机会及机率，将存在于他们之间的张力降低。虽然利用会心团体的方式在处理有色人种与白人之间的关系上，并未显示出被广泛地采用，但事实上已有一些团体的发展经验表明，调整不同种族之间的问题，会心团体会是一个很有前景的方式。一般而言，在那些少数族裔的会心团体中，所表达的第一感受，就是那深沉的、不可思议的痛苦，也只有让这些痛苦的感受自由地表达出来，并且为团体促动员及其他成员所接受，那么才有可能转化到深度理解的层次。

我们要清楚地说明一点，那就是会心团体的经验，不是用来抑压人们内心的紧张，以便使情况较为缓和些。事实上，如果真是那样的话，从长远的发展来看，它只会有百害而无一利。换言之，只有彼此用积极的行动表示出对大家、对团体的关心与建立，赋予平等的态度与行动上，如此，深度的相互理解才会在团体内出现。我认为，这种彼此的仁爱、平等的相处，不应该仅存在于少数群体中，而应该出现在许多的主流社会中，如警察、政府工作人员、一般公民、极端白人主义者与其他族裔——黑色、咖啡色、红色及黄色皮肤的人们的相处中。

对于种族关系的改善，我认为会心团体可以在这方面起很大的作用，但是，至今被应用的却很少。毋庸置疑，其中的一个困难是财政上的保守，不愿作这种投资冒险；另一个是因为掌权者对与其他文化、态度、感受不同于自己的人相接触，产生了恐惧与害怕，以致无法在此方面有所突破。

国际间的张力

有关这个领域，我无法说得太多，因为依我所见，没有任何迹象

显示，也没有人用会心团体的经验来处理国际事务，只有国务院方面
有过这种尝试。在此，我想说说我的妄想。我们都知道，对于代表不
同国家的外交团队，他们都要对如何与他国的人员来往交流，有一定
的规则与指示；他们没有发表个人意见的自由；在磋商上，也只拥有
相当有限的权力。我想，如果一个国家除了派外交人员出使他国之
外，再选几个没有任何身份约束的人员跟随，那么，两个国家的这些
"无身份约束"的人，就能够以"人"的立场，来自由申述自己的看
法与感受，探讨彼此的不同，并面对那些无法解决的问题，自己的害
怕与愤怒——所有那些使两国分离仇视的内涵。从在其他领域的经
验，我们知道，在一开始的阶段，彼此的张力会升高，但渐渐地，一
些洞察及理解将跟着而来，如此，就会增进彼此的良好关系。而作为
此团体的促动员，比较理想的，是来自于第三国的人。

如果这些非官方人员交流后的看法，可以为正式的官方所采用，
那么，官方的接触方式，就可以在实际上运用这种团体经验了。

家庭团体

在前面的篇章中，我所说的已经足够地指出，会心团体可以帮助
解决或预防家庭中的张力。在已订婚的男女之间，他们那些造成解除
婚约的对事物不同的态度与价值观，可以放在台面上讨论或分享，以
便彼此了解。对于已婚夫妻而言，那些造成婚姻不和谐的原因，可以
在抑压之后，成为爆发性的、破坏性的东西。如果双方在做任何判断
之前，先进行探讨，那么婚姻生活就会愉快得多。在家庭团体中，如
果通过团体促动者的协助，使父母与子女的交流可以顺畅，那么代沟
就不是问题。如果家庭成员，如孩子们，在此团体中与自己的父母无
法沟通，就可以与其他家庭的父母交流，以便得到理解。反之，父母
也可以如此做而得到帮助。

代沟

正如前面听说的，会心团体也可用在代沟的交流上。在任何团体

140

141

内，团体的成员年纪分布相当广泛，但是在团体的进展过程，我们从来没有发现年纪会有什么影响。我回忆起过去有一个团体，他们的年龄从 19 岁到 65 岁之间，在聚会近于尾声的时候，有一个年纪较大的成员，用一种有些惶恐的声调问那些年轻人说："你们会不会觉得我们年纪大的人，妨碍了团体的进度？你们会不会希望所有的成员都是年轻人？"年轻人的回答令人吃惊："在聚会开始的一两个小时之后，我们之间已经没有年龄的差异了，所剩下来的是你，是乔治，或是玛丽，或是奥尔，或无论你是谁，你是一个人。"我想，这个回答给我们了解会心团体的桥梁作用提供了一个线索，也令所有的人，无论是年轻或年长的，都愿意在这里开放地体会团体经验。

教育机构

在所有的学校、学院及大学中，任何学习课程，需要更多的学生来参与实际的学习，也更需要行政管理者与师生之间，教师与学生之间有更好的沟通。足够多的教育系统的会心团体经验显示，所有的教育机构都可以用这种新的社会交流方法，来帮助它们在沟通互动上的进步。但是至今，教育系统的人员对于这种社会工具的利用价值的意识感，仍然老牛拉车般的缓慢。

由于对教育系统团体经验的熟悉，下面我所提出的例子，就是来自于教育机构本身。

我与一些来自"学习人类中心"的工作人员，曾经用会心团体的操作，在一个包括一所训练老师的女子大学、8 所高中及 50 所小学的大教育体系内[1]，尝试做社会改变。这个体系，基本上是由天主教的"无原罪之心"的修会成员所组成，并执行督导责任。他们的高层领导非常希望我们进入这个体系，帮助成员能发展到"自我主动改变"的状态。没有这些领导的支持，我们是无法进行这个探索的，所

---

[1] 这整个的操作内容与实验过程，都清楚地记录在我的书《自由学习》的第 15 章及后记。由位于 Columbus, Ohio 的 Charles E. Merrill 出版公司于 1969 年出版。

以行政主管的支持是非常必要的。

当我们的工作人员与来自该体系的委员长们会面时，我们计划了一系列的为学院的教授、学生，甚至各种不同的学生与教授一起的会心团体。最后，该学院的行政管理的参议委员，像一般机构的管理人员一样，不愿意分享属于个人的东西，因此要求成立一个工作导向的会心团体，并且帮助我们找到他们需要的团体领袖。至于在高中方面，我们也另外策划了高中老师及学生分开的会心团体，最后甚至还成立了行政人员、教师及学生们共同参与的会心团体（虽然当时有些老师对要直接与学生组成一个团体有些担心）。至于小学的校长们及工作人员，我们也举行了多场讲习会及会心团体。结果是，有些人觉得很失望，有些人觉得很成功。无论结果是什么，每个参与者，包括团体促动员都觉得这些经验使人受益匪浅，这些团体都非常成功，并且发生了许多改变。其中令人印象最为深刻的，是有关一个行政管理结构及组织的政策改变，特别是那个女子学院。至于那个以工作为导向的团体，也达成了其预算制度的调整。成员们对预算的制定，经过全部的严格检验，使其成为一个有更多人参与的非强制性的合作。至于在管理阶层的参议们之间原本存在的一些人际冲突与问题，也在充满着感受及眼泪的分享中解决了。在共同的合作下，参议们也决定要举办一个为学院校长及学生们之间沟通的集会，目的是要了解学生到底要什么，他们为学校、为自己的目标在哪里，以及想要听一听他们对现在的制度有何批评。这，就是这大工程最大的收益之处。

另外，他们也对教室内所发生的一切，做了创新的改变。而我们也收到了许许多多来自于学生与教师的邀请，去帮助他们互动。无论是有关某一特殊的课或是彼此的关系，结果都是非常非常的好。教师与学生之间的交流，也渐渐进步；教师与学校的各系管理部门，也有许多改革。我想这些变化，多半是由于有更多的学生自己承担起责任，自我约束，并能投入参与学校的活动；这也归功于教师与学生们之间更多的合作。整个学校的课程，语言、哲学、老师教育、音乐、演艺⋯⋯都产生了变化，这些改变不仅发生在我们带领他们的时候，在我们退出整整 3 年之后，影响仍继续着。

　　或许，我用一个例子，可以帮助大家更多地了解它的整体发展情况。最近收到的一封信就可证明这种改变仍在继续：我们现在在"老师教育"这个领域内，开始发展一个自我启动、自我负责的课程。最近的一个周末，我们举行了一个令人无限兴奋的专题讨论，共有学生、教授及管理人员 175 人参加，我们都表现得非常有创造力，并且效果异常的好。其中有一结果是，学生们进到整个市内的学校，去观察其他学生上课的情形，去参加教师们的会议，去约谈老师们、学生们以及行政管理者之后，他们可以说得出学生们到底需要知道什么、经验什么或做什么，以便能够了解教育是什么。下一步，他们将会将教师及管理人员聚在一起，努力帮助他们全面了解教育，并帮助他们如何完成自己的目标。这就是"自我引导"改变的最好示范。

144　　　由于这个教育体系是如此的相信强化团体可以利用在"自我引导"的改变及问题解决上的价值，他们甚至选送一些人员去接受团体促动员的训练，而这些人员现在在他们的工作系统内，可以带领自己的会心团体。一位年资较深的行政管理人员，甚至也要求加入成为促动员的训练，这就是来自会心团体经验的一个很有意义的结果。

　　上面我们已谈了许多有关此系统的改变，或许有些人对此专案计划的历史背景及起源会有兴趣。事实上，这个教育组织在 1966 年就开始提出了这个专案，想要对教育系统做一些调整。原来他们是想从教育厅及一些基金会申请一笔钱来进行，但是都失败了。我是在他们失败之后才得知他们的计划，我觉得这些提案蛮有意思的，需要再试试看，故将这个"专案计划"参考资料发表在一个教育杂志上[①]。当这个计划印成铅字之后，引起了一些教育机构的兴趣，最后在玛莉·瑞诺·巴伯叩列基金会（Mary Reynolds Babcock Foundation）及罕尔斯·卡特运二世的资助下，实践了其理想。虽然当时已是 1966 年，

---

　　① 这个杂志叫作《教育领袖》。这篇文章"在教育系统的自我引导改变计划"于 1967 年 5 月的第 24 卷中出版，717～731 页。

但是所有较大的基金会，例如福特基金会、教育厅及其他机构，却认为这个专案是不实际而且不明智的。

变迁专案

前面我们已提到了这个专案在实施上所碰到的困难，但是当我们知道另外还有一个更大的专案（与我们的目标是一致的），因为从我们的错误中学习，而得到了更大财力的支持时，我们都非常兴奋。这就是在肯塔基州路易维尔市（Louisville）学校的"变迁专案"（Project Transition）。下面是我对该学校系统所面临的情况的简单介绍：

> 在路易维尔市的学区现在有60 628个孩童，35 454是白人，25 174是黑人；有 34.1％的孩童家庭的年收入是2 000元或2 000元以下，或是接受福利救济；这些低收入的孩童大多数集中在城市中的学校，并且多半是黑人。这些数字显出，近20年来，黑人学生及低收入学生的数量有巨大的增加。在肯塔基州路易维尔市有数量最高的低收入学生（20 678），有最高的低成就的学生（71％，低于国家的平均数），最高的退学率（在大都市中排名第二），最高的不良少年转介率（大约5 000），最高的失业率（13 900，或大约是全州的1/3），也有最高度的种族隔离……①

面对这样的教育情况，一种危机意识产生了，因而一个大胆的改变计划被提出来准备实施。学区的最高行政单位领导，三个白人及两个黑人公开对外保证，要能在未来满足该市的学校所有的需要。他们用了一个新的学区督导来管理事务，这个人有"行为科学发展"及"会心团体"的训练及经验。他对所有学校的人事以及团体的所有活动都全人参与，并且规划了一个新的方案。他得到了路易维尔市当地大学在教学研究及教育咨询的大力支持，并且得到了教育厅的慷慨

①　引用路易维尔学区向教育厅提供的 1969—1970 年的资料。

支持。

简短地说，这个专案分成了两个有关联的部分。第一部分是一个组织发展计划的制定。这个计划是利用连续的周末（参加人员不必付费，而是由学区负责），为行政管理人员、老师、董事及一些家长举办会心团体。在此团体内，大家可以自由地参与任何有关学区内政策及决策的制定，并提出意见。第二部分，是鼓励当地各学校的老师，勇敢地提出他们认为可以帮助教育提升与发展的任何建议。譬如说，更合适的课程、不同教学方式的探讨、更人性化的教育方法，或是更有弹性的教育机构。整个专案中有一个最主要的目的，是为了"重新训练老师与学生之间的沟通与交流，使老师更具有支持性、积极性，并更能客观地理解学生"。另一个目的是，"创造一个种族关系平衡的教育阵容，以发展成一个增进人类关系的活榜样"。

146

这个专案还有一个延展性的特色，那就是，除了建立沟通的实验环境及人类潜能的研究班之外，为高层管理人员所办的训练班会持续15个星期，以使他们更加理解团体动力过程、冲突处理、团体建立及发展人际关系的技术。

近期，我曾去拜访这个学区，对他们如此努力及投入地实施这个专案计划印象非常深刻。首先，他们要挑出 14 所学校，其中的 6 所是特别的试点。只要在这些学校得到一些试行的经验之后，他们会扩大到其他的学校。当我与这位新的学区督导纽曼·沃克博士（Dr. Newman Walker）会面时，我觉得他会给这个专案带来巨大效果，以及其在完成整个过程并得到正向转化影响之前，所会碰到的挑战与批评，有很深且全面的了解。另外，我也与学区的高层领导见了面，他们也认识到他们所要冒的险。但是，他们非常有决心地想要改变这个教育系统。有一个例子可以说明他们的坚决态度：有一群来自不同学校的学生领袖面见这些领导，希望能对他们学校的课程做大幅度的调整。这些领导不仅非常专注，而且很尊敬地听取了这些学生的意见，并且建议他们在学区付费的情况下，利用夏天的时间，去各个学校做调查，以便使他们提出的建议更全面及更有可能性。

在这个一般想也想不到会是具有冒险精神及实验精神的团体中，进行这个大胆的专案，是怎么可能的呢？原因之一是有趣，另一方面是令人振奋与失望兼有的原因在背后起作用。

147

首先，路易维尔市学区基本上包括了所有的市内学校，它们的问题大得不得了，已到了非做点什么不可的时候了。这是一个无人能否认的紧急状态。

如果孩子不能得到标准的常态教育，其家长最有可能反对这一专案，但他们早已搬到了郊区，因此来自家长的反对声浪降低了。这个学区的高层领导似乎是能代表这个市说话的人，他也意识到他们所面临问题的严重性。

这个学区的督导曾经领导实施过一个专门为退学学生办理的专案计划，他也曾经参与过会心团体的训练。因此，他衷心地相信，这次专案的提出与实施是非常必要的。而教育厅，无论是思想与行为的表现，都已跟不上时代的发展了。现在是能够投资做这个大项目的时候了。

上述因素，都导致了这个学区策划与实施这个专案的可能性。这个学区大是大，但不是过大，仍可以好好地管理。这个专案的实验范围之广，可以真正地测试出它的效果。不仅如此，它不单只是针对现代教育系统的症状来下手，而是要解决其根本的问题。这也是所有市内学校的问题，那指的就是在这些城市中，没有任何特权的学校，所面对的一切困难状况。

我预测，已看过本书前面篇章的读者，应该不会太惊讶，在随着系统改变的过程，其所带来的汹涌骚动及批评，是会越来越多的。教师团及管理人员会不会采取对立的立场，还有待观察。但如果第一步进行的不令人满意的话，我们仍有许多机会来尝试其他的方法。这个教育改革专案是我所看到的最大胆，也最有远景的现代创意，许多人都会以有趣的眼光盯着它的发展。

148

　　我想这个"变迁专案"可以说明，只要我们有意愿实验，会心团体就可以被适度地运用，其延展性的特点也可以一并带进。如此，改变的可能性才会增加。毋庸置疑，会心团体的经验可以用在以上我所说的任何领域内。实际上，正如我前面所介绍的，在教育系统内，它已经被这个特别的城市及教育领导阶层所深深地赏识。

第九章　促动团体的技术培养

一个团体的促动员，如何与如此快速增加的团员们保持合适的关系？有一个消息灵通的团体领袖私下指出，在 1970 年，大约有 750 000人会参加这种类型的团体训练。当然，我们无法证实这个数字，但就看到的现状作保守估计，这是一个合理的猜测。面对这么多的人，团体促动员从哪里来呢？他们如何满足人们的需要呢？我要再次谈一谈我的看法。149

拉和拉课程

下面所展示的，是我工作的机构——人类学习中心，所提供的团体促动员训练课程。我之所以提出这个课程，有几个原因：首先，我认为这个课程非常独特，与其他的不同；其次，我与此课程毫不相干，故而可以比较客观地来评估它；最后，我觉得它的方针非常合理，因此，我希望它能被广泛地采用。150

在我写这篇文章的时候，拉和拉课程已进入了第四期。到了1970 年的夏天，它将会训练超过 600 个未来的团体促动员。当他们回到自己的家或工作岗位上，或多或少，他们会开始带领团体。这个课程的指导者包括 Bruce Meador 博士、William Conlson 博士以及 Rev. Douglas Land 牧师，他们的学术及专业背景非常丰富，包含了教育、心理辅导、宗教辅导、临床心理学与治疗、团体促动、哲学、科学哲学、神学以及行政管理等。他们逐步制定了一套清晰而有弹性的教学方案，以便帮助学员们学习团体促动技术、领导统驭技术、个别化的教育发展程序以及鼓励发展在人际互动的所有状况下，有更多的创造自由。

哲学与方案

这个课程的设计，基本上是为了建立人与人之间的良好关系。他们对外所发布的一些理念表达得很恰当：

团体领导的哲学基础是"以人为本"，它渗透在整个课程之中。这种"以人为本"的态度所强调的，不仅是团员要成长，连团体的促动员也要很重视自身的成长，当他参加团体时，是以一个"人"而非"专家"的身份！

它的哲学理论很重视避免使用"训练"这个词（这就是为什么我在本章的标题中没有用训练这个词的原因）。"训练"，暗示了使个人成为在艺术上、商业上或在工作领域上的专家，这些技术可以用在他的职业上，但是任何一个"人"，却不能被训练成为一个"人"。然而很不幸，由于一些历史的因素（我在第一章已解释过），许多的团体促动员被称为"训练员"。事实上，他们也名副其实。依我的看法，这是不合乎强化团体的要求的。拉和拉课程，强调的就是一个团体促动员的人性，当他在与别人互动时，更真实，也更自然。

拉和拉课程的质量与气氛，是个人化的，非正式的，工作人员与团体学员的区别降至最低程度。我明白我这种说法可能会使人误解。工作人员的知识与经验是无法在众人之中隐藏的。他知道在团体中尴尬的沉默，是一个陌生团体开始的特点，此时他毫无保留地与学员分享，而不认为自己有权保留这些经验。他虽是一个工作人员，没错，但是他首先是一个"人"。

与其他课程不同的是，这个课程的工作人员避免给任何参加的学员一个"批准"，给他们盖上一个章，表示他们完成了此课程。他们不发任何毕业证或任何文件来证明学员们是"专家"。为了符合它的"人性化"，工作人员希望并相信学员们在结束的时候比来的时候更有质量与能力回去带领团体。这是他们的目标，无论他们回去要带领的是属于教学的团体、职员的组织、家庭系统，还是号称会心团体的成员。要注意的一点是，这个课程没有要将任何一个人塑造成会心团体"大师"的意思。

之所以要制定这样的教学计划，其中有一个理由是，不可能每一个参加此培训课程的成员，都能成为合格的团体促动员。也没有任何文凭或文件可以挂在墙上，证明他的能力。人们可以用"他是谁"来认识他，并能主动地用自己的经验来判断他是否对自己有帮助。如果他帮助不了人，那么人们自然会心知肚明，而不会受"文凭"的误导了。

与此政策相连的是，拉和拉课程对任何来参加此课程学员的"文凭"一点都不重视。成员中有许多博士、医生，也有未完成大学学业的，他们都是平等的。

在描述完此课程的哲学理念之后，现在我要谈一谈本课程的内容。一个星期、两个星期、三个星期以及四个星期的课程都试行过。工作人员总结经验后，觉得三个星期的长度是最令人满意的。在三个星期的课程中，可以容纳 100 个学员。每个夏天都可以举行三期，如此，那些忙碌的人就有可能匀出时间来参加。

152

挑选学员

虽然我们对学员的选择，设定了一个优先，那就是有团体经验的人。事实上，多半的学员是毛遂自荐的。在学员中，有许多是在机构组织中有影响力的，譬如许多人是大学的院长、小学的高层管理人员、大学校长；多半的人是教师、心理专家、心理辅导员、实业组织的人事工作人员、大学学生、牧师及不同教派的神职人员。另外，每个夏天都有来自较"陌生"环境的人。近年，越来越多在健康领域工作的专业人员及一些非专业的大众也来参加。

课程要素

虽然这个课程每一年都会随着需要而改变，但是首要的三大要素却是在不断的改变中所要保持不变的，这些特质是：学员部分，是学员的参与经验；理论部分，是要学员了解在所有不同团体中所运用的不同方法；技术实习部分，在这个课程中，学员有机会与其他促动员合作，带领两个周末的会心团体。

现在我要对此三要素作详细说明。在总共 150 个小时的课程中，大约有一半时间学员们要亲自参与会心团体。这个会心团体的促动员大部分是来自大学的专业人员，除了至少要在拉和拉参加过同样的课程之外，他们还需要有非常丰富的团体带领经验。最近，拉和拉课程开始要求学员不仅仅在自己的会心团体得到经验，并且要他们去参加其他新的不同团体，这会促使学员们了解，他们的原属团体组成并没有什么魔术，而他们也没必要认为只有与自己原团体的学员才能促成团体的发展。由此，他可以体会到与原团员分开的哀伤（因为比较亲近），并渐渐熟悉这种感觉。他可以慢慢了解，纵使一些新团体的成员来自其他的有意义的会心团体，他们本身也受过训练，但是组成的这个新团体，仍然要经过所有新团体的开始阶段——缓慢地兜圈子，还不能太快地展现真实的自己。也就是说，一个人不能希望有"快速亲密感"的建立，而需要慢慢地建立信任。另一个为这种团体经验设计的副产品，就是使学员们能认识所有参加拉和拉课程的人们。

去年，拉和拉的工作人员尝试让所有（来自不同团体）的学员，参加为全体学员所组织的各种会议，为的是有"整体"的观念，如此，能帮助学员们回去带领他们自己的团体。这种尝试证明是成功的。这个成功也说明了会心团体的经验所带来的亲近与关爱的气氛，是可以渗透到更大的团体中的。

我仍然清晰地记得，我有幸参加过的一个会议。整个团体有 90 个人以上，组成一个充满活力而有深度的会心团体。会议进行之间，有两个工作人员彼此互动的张力，很明显地被团员们体会到，但是大家都不太明白是为了什么。因此，大家就鼓励他们二人在团体中将问题开放地说出来。很快，整个团体都进入了很深的层次，痛苦与让人难堪的情绪，被渐渐地小心翼翼地暴露出来。之后，开放的、令人感动的、流泪的分享也相继被调动起来，工作人员表达了他们被治愈的

体验，他们觉得这是值得的，也表示出他们是不完美的。从此次经验
中我们可以看出，大多数人能够在任何适当的氛围中，创造出会心团
体。这，都要归功于拉和拉课程，它的设计人不断地在学习如何完
善它。

至于理论部分，由于这个课程的设计有一部分是依着学员的需要
而变化，因此在不同的时期、不同的团体，其课程就会有所改变。不
过，无论它怎么变，却总是包括讲话、讨论以及展示： 154

讲课及展示部分

展示团体的促动技术演练及讨论

如何带领一个团体并促动其进展（我，还有其他人参与
这一单元）的讲解

以人为中心的领导模式

团体的结构学习

教室内学习情境的演练学习

心理剧

与团体有关的理论学习

种族关系的应用

研究的背景与需要

与药物有关的关系处理

团体建立的过程

应用领域中的特殊问题

教育机构方面

心理辅导方面

宗教组织方面

家庭方面

这个课程的第三要素，指的就是在周末的会心团体中，学员要实
习如何带领团体，从而成为一名团体促动员。这是一个非常大胆、令
人兴奋的设计，而且就整体来看它非常的成功。任何一个觉得自己可

以去做团体促动员的学员，可以选择一个团体，并且签名表达他们的意愿，随后，通知会寄到圣地亚哥市的各大机构组织，告诉他们有周末的"低收费"会心团体将要举行的消息。这个收费事实上是非常低廉，参加者只需要交报名费及食宿费。（在通告中会说明团体带领者是正在学习的学员，这是为什么收费这么少的原因。）

155 　　当拉和拉开始尝试这种做法的时候，我认为是一件很愚蠢的事，我告诉他们如果他们真的要这样做的话，就需要 500～600 人才够满足所有学员的需要；没有任何意外状况发生的话，这是不可能的（无论从生理还是心理层面来讲）。让这些没有任何经验的学员来带领这么多的人，我认为太冒险了。但是，工作人员仍然愿意试试看。令我惊讶的是，第一个星期，就有 600 人报名，第二星期则有 800 人。从大家踊跃的程度，可以看出人们对于亲密关系与沟通交流是极大渴望的。在后来的三年中，我们了解到有多半的人一致认为这个设计是受到欢迎且有良好效果的。

　　有的时候，我们甚至觉得这些由"生手"所带领的团体，效果比"熟手"还棒呢！

　　在这参加的8 000人中，没有任何人出现精神崩溃的现象，在他们参加团体结束很长时间之后，有两位曾参与课程的学员，则出现了一些心理问题。这一数字是否比同时期同样人口的正常发生率要高，我们并不知晓。

　　在我对周末会心团体如此成功感到困惑并作深度思考时，我看到了或许对团体促动非常重要的一些要素：那就是，这些团体促动员在带领任何周末团体时，已经参加了两个星期的一个或多个团体。这表示，他们已经能够开放自己的感受，更能自我觉察，且表示真实的自己。当他们见到一群陌生人，并要促使一个团体成形及发展，他们已经展现了他们的全面及真实的自我，一个真正的"人"，用这样的一个真实的我，来面对自己及与他人交往。由于他们是在"摸索"阶段，没有什么顾虑，故而能自由地利用这个周末去寻找、去挣扎、去
156 冒险。我想，这种开放、觉察及接受——这种真实与自然——是造就

了周末会心团体如此成功的一个原因。

或许，另一个成功的原因，是因为这些实习促动员不是"专家"，没有令人生畏之感（生活中有人对专家有些胆怯），因此他们可以从面具后面走出来。再者，这些实习人员对团体有更多的责任，他们对团体的发展非常投入与努力。也由于他们不是那么会应用技巧来带动团体，故而团体的成员能更自由地来协助他们。于是，这可以说明双方面的成长为何就此而发生了。

当学员们完成了带领第二个团体的实习以及技术建立的最后部分之后，课程就结束了。这种训练除了给予团员们扎实的团体经验外，也给予他们人际的及认知的知识。

从这三个要素来讲，真正带领团体的经验，恐怕是这个课程最为重要的部分。在实习期间，他们学习到在这样的一个小团体中，他们可以深深地被碰触，也可以对改变而开放自己。这种体会不仅有强大的冲击力，也使他们谦卑。在他们结束这个课程的时候，他们知道他们可以创造一个成长的机会。

有人对这个课程提出一个批评，那就是，由于参与的人数太多，少数人在完成第一个周末之后，又带来了更多的人参加这个周末会心团体，因此无法对其他学员作后续的追踪。这种情形除了在夏天的课上出现，也出现在其他时候开办的班上。

回家之后

拉和拉晚期的课程设计，已将重心放在学员们把所学的技术应用在回家之后的现成团体生活中。学员们在工作人员的鼓励下，努力学习将所学的用在已经生活的或工作的团体中，而不需要再另外建立一个会心团体。无论是机构或家庭，他们都可以创造类似会心团体的气氛。拉和拉的工作人员相信，如果学员不能在真正的生活中应用这些技术，那么无论这个三个星期的课程提供了多么丰富的内涵，从课程的目的而言，它是不完全成功的。人们现在虽然还没有真正完全地了解它的成效到底有多大，但是人们对课程本身的发展要求却显示出这个课程还是对学员有很大帮助的。事实上，对于开发本课程未来发展的实用性，皆是来自于曾经上过此课的学员们所提供的反馈。从这一点看，学员对此课程的功效与否的反应，是一个很好的讯号。

结论

依我的判断，拉和拉课程和目前在我们国家（美国）各地所提供的领导统御的课程，有极大的不同。现在著名的领袖训练，强调了高专业、控制及分析，而拉和拉课程正好反对这种论点，它对任何团体领袖所运用的所谓"小把戏"的练习都不太重视。相反的，它所强调的，是更有效地增进人与人之间的良好关系。我觉得，无论它的哲学理论背景，或是它的团体经验方式，只要是愿意在这个刚刚起步的领域内，有意愿建立与他人更有意义与活力关系的人，都是值得他们参考运用的。

第十章 未来的发展

一些可能性

在各种团体如雨后春笋般出现的情况下，团体运动到底会有什么样的未来？它对我们的各种机构组织及文化环境，又会有什么影响？我并不是先知，但是却愿意尝试对这个主题作深入探讨。让我先来谈一谈这些团体未来可能发展的一些倾向及其趋势，然后再看看它可能走的方向。

在这里，我首先要指出，团体领域很容易被一群剥削者，如时尚崇拜者、宗教狂热者、裸体主义者及操纵者这些追求名利、权力、金钱、势力的人，变为其发展私利的一块好田地。如此的话，那么团体运动就会朝灾难性方向发展，它慢慢地会欺瞒住大家的眼睛，外表看起来是为促进人们的成长、健康及积极的改变，但骨子里却是为自己谋求好处。

另外一个令人失望的发展可能性，就是那些团体领袖可能利用团体成员的过度"热心"，而使团体成为一个自以为是的位于"时代尖端"的时髦玩意儿，让一般人看不到团体原来的重点是为了帮助一个人获得扎实而积极的成长取向。我已经听到一些传闻说到以"个人成长"为重心的团体，慢慢失去了吸引力，因为有些这类团体用强化肢体接触（两性皆有）来促使其更加受欢迎。从专业角度来看，照这样的发展形势来看，"会心团体"也许会成为一个肮脏的名词，就像对数年前人们提到"先进教育"这个名词的反应一样。让我们来看看二者之间相似之处。由于"先进教育"当时的发展太受欢迎，有许多极

端分子及毫无理论基础的人利用它，渐渐产生了很多负面的效果，而
"先进教育"这个名词便成为一个诅咒，只要谁与之沾上，就会惹出
麻烦。有许多的教育者及学校，都否认自己与它有任何的牵扯。据我
所知，至今为止，没有任何一位从事教育的人，会公开地为"先进教
育"说话。从这方面看起来，"先进教育"似乎已销声匿迹了。但从
其根源来说，先进教育的根本理念来自于杜威博士，他的思想是先进
教育的最高指导原则。在过去的几十年中，对教育的改革有着根本的
影响。

　　对于会心团体、敏锐训练团体、T 团体以及其他形式的团体，我
可以预见，它的发展也可能重蹈"先进教育"的覆辙。所有团体的重
要元素，如小团体内的信任建立、自我的分享、回馈以及团体感，都
会被那些为私利而带领团体的人用来标签及伪装，以达成其目的。

　　另一个更有危险的发展可能性就是，团体会被这个似乎越来越强
调"不改变"的社会所压抑。这个社会的趋势，认为个人的思想与自
由意志的表达没有价值，任何在会心团体所强调的自然、真实与个人
的特点之重要性，都会被抹杀。就目前而言，无论这个社会的左翼分
子或右翼分子来接手会心团体运动，会心团体都是无法存活的，因为
它们的组织是严厉地控制、没有自由的存在。我们无法想像会心团体
会在现在的苏俄或捷克等地生存，虽然有许多证据显示，那些国家的
人们特别向往这种自由。我们无法想像会心团体能存在于 John Brick
修会、Minutmen 组织，或是三 K 党等右翼分子领导之下。会心团
体，只能在民主气氛的环境中生存。任何一个独裁的统治——我们的
国家越来越明显地有这种倾向——都会使会心团体停止，而整个强化
团体的教育就会被铲除与消灭。

　　上面都是一些消极的发展推测，以我乐观而充满希望的天性，我
不会再在这方面探索下去。当然，从另一个乐观真实的角度来看，会
心团体发展的可能性，是它能快速、稳定地成为一股潮流，造成广泛
的影响。之后呢？如果是如此健康发展的话，我想，我们就可以看到
不同形式的团体出现。

我在这本书中提过，当初我们所设计出来的团体形式，注重国家精神的建立、团体的发展、知觉敏锐度的深度成长、精神修持的操练，以及创造力的强调。我无法预见超越我们设计的任何团体形式，但我知道未来将有许多不同主题的团体会发展起来，并且仍然能够概括出我们所提的会心团体的这些主要特点，这会使我们活得开心、有活力，而无需依靠药物为我们带来快乐。

至于离开了会心团体的训练而回到自己的生活中，我相信只要大家应用了在团体中所学习到的面对问题的技术，在回去之后，必有更多的、良好的、有效的解决方案出现。所谓的行动步骤计划书，也会应运而生。学员可以不定期地得到原团体工作人员的帮助。在未来会实现的另一计划是，团体学员会回到团体中，分享自己的经验，目的不是为了再次创造初次见面时的那种热情，而是更严肃地面对任何已发生的"变化"，以及交换资讯，如录音带等。简单地说，会有许多支持及帮助，以促使每个学员的自我洞察力及自信心的建立。当然，只要能达到学员的成长，任何方式都可以采用。

（我相信）我们也会看到更多的没有形式的会心团体精神及氛围，弥漫在各种不同的情境中，巴巴拉·希尔在她的六年级教室中，和我在研究生的课堂上，都创造出了这种气氛，这就是，分享感受、想法及任何与个人有关的事情的自由气息[①]。至于它能否在实业中、在一般的大学中有这种气氛的渗透，则需要我们运用更多的想像力了，更遑论那些有权势的大机构或政府部门了。但是，它也并不一定是不可能发生的。那么，以人为中心的组织机构会是一个矛盾名词吗？我想不会的。当团体在未来继续发展时，我们将会对它所运用的可能性，做更多深入的探索。

对个人的隐含意义

在这儿，我仍只是谈一谈我们所能看到的未来发展方向。我似乎

_161_

[①] 参见罗杰斯：《自由的学习》（*Freedom to Learn*）一书第一章（Columbus，Ohio：Charles E. Merrill 出版，1969）。

看到一个很清晰的倾向，那就是会心团体运动的发展与越来越不人性的文化发展相抵触。我们现在所居住的环境，被越来越多的非个人化的科学技术、工业技术、拥挤的都市以及"无望"的城市、工厂及其他组织所包围。随之而来的副产品，就是它充斥着电脑化的工商业、政府、教育甚至医疗单位，其本身本不是一件坏事，但是它却带来了人不再是"人"而是等同于机器的弊端，即人们越来越被当成机器对待。人们可以像一个没有感情的对象，被那像机器一样的官僚主义及无血肉的人操纵与对待，毫无关爱与尊重可言。这是文化发展对今天的人类环境的另一个重要影响。

在这种环境下，会心团体就有更深刻的隐含意义了。只要会心团体的精神被广泛的推崇，每个人都会觉得自己是独立的，被挑选的，他们会深深地关爱别人——他们也就越来越想去使这个不人性的力量被"人性化"。一个人不再仅仅是一张 IBM 的识别卡或电脑内的储藏记忆，他会是一个"人"，并且非常坚定这一点。这，就会造就极其深远的影响了。

相似的，会心团体也会在现代人的生活中，试图帮助那些孤独与疏离的人克服这种感觉。只要一个人能走出自己并与另一个人"相交"，那么，他也就不再会那么孤独了。当然，他不可能完全地使寂寞感消失，但是，他可以明白，生活中的寂寞不是不可避免的，他可以努力与他人做有意义的接触。

对于未来，我认为这种强化团体可以发挥更有效的作用，原因在于它是促使人们自我满足与成长的一条路。在这个物质丰富的社会中，当一个人的物质需要被满足时，人们就会进入心理层次，以期摸索一个能使人活得更真实及更自在的生活方式。有一个人在参加会心团体时分享说："它为我揭示出生活全新的一面，并为我打开了与自己，与我亲爱的人之间的无数可能性。我觉得自己真正的活着。"在如此丰富而复杂的生活中，现代人在寻找更多的可能性，并且活出一个更令他充实的生活，这是人们生活的目标。不断地追寻与探索更丰富的生活内涵，本是会心团体的要素之一，而在未来，它会有更多的改变，以便更能满足人们的希望。

　　在另一个比较窄小但非常重要的领域，强化团体投入了更多的探索，那就是男人与女人的关系。对于婚姻，我们该怎么办呢？在南加州，每4对夫妇就有3对以离婚收场，那些孩子该怎么办？家庭的未来又在哪里？法律、劝告或是理智的讨论，都对此于事无补。男人与女人需要问的一些问题是："在结婚前与结婚后，他们之间的关系如何？在如此亲密的团体经验中，他们到底想要做什么或达到什么目的？"男人与女人要深深地，尽可能地去探索这几个问题。相似的，在家庭这个团体中，父母与子女的关系或是关系的缺乏，都需要去探讨研究，而一些解决的方法与实验，也会在未来进行。

对我们文化的意义

　　在会心团体的众多价值中，有一个价值就是帮助一个人适应生活中的改变。很少有人了解到，高科技带领着我们以不可思议的速度发展，问题是，我们能否跟得上脚步，适应它所带来的变化？托佛勒（A. Toffler）在他写的《未来的震惊》一文中提到，人们如果企图适应这种巨大改变的话，恐怕只会是面临崩溃。他对此的一个说明让我非常震惊，他指出，人类的历史，每一个生命代是60年，至今已经过了800个生命代，共有大约5 000年左右。在这800个生命代中，有650个是在洞穴中度过的，也只有最近的70个生命代借由文字，生命代与生命代之间才有了有效的交流。只有最靠近现代的6个生命代，人类才看到印刷的文字；也只有在距今的前4个生命代，人类才能精确的测量时间；只有最近两个生命代，人类才有了汽车。而现在我们所用的大部分物品，则是在第800个生命代中发展起来的。① 因此，高科技的发展，强迫人们进入了一个大家尚未准备好的时代。而我认为会心团体及其衍生出来的相关团体经验，可以帮助人们在面对这种巨大变化压力时，去觉察自己内在的感受，并尽可能地使这个改

163

164

_____

① 　参见 A. Toffler：《未来的震惊》，载《花花公子》，第17卷（1970年2月），97页。

变富有建设性。这也是为什么在本书的一些篇章中，我们专门讨论了
人们与机构组织是如何变化的这些问题。随着时间的推移，这个问题
似乎是迫在眉睫，相信任何可以帮助人们适应这种变化的方法，都是
有意义、有价值的。

　　除了会心团体之外，任何机构的改变，也可以成为帮助我们适应
未来改变的工具。在未来，机构与人们都需要面对时代所带来的变
化，我在前面一章中所谈到的各种组织的改变，在这儿就显得特别重
要了。除非政府、学校、教会、实业，以及家庭，能机灵敏捷地对这
种必要性的改变做出即时反应，否则，我们的文化注定会被毁灭。我
们所需要的，事实上并不是改变后的机构组织，而是组织机构内部变
化的特质：一种不断更新的形式、结构及政策方针的灵活性。至今为
止，从会心团体运动中衍生出来的各种团体训练，可以说是我所知道
的最具有这种特质的团体了。

　　比起现在，在未来我以为有一个更紧急的需要，那就是找出一种
处理人际间、团体间张力的方法。在我们的文化中，种族的问题、学
生的暴力、无法解决的国际紧张，以及各种各样的冲突，使我们的社
会成为硝烟弥漫的战场。在这种情况下，一种能致使人们交心的沟通
方式，是最为重要的。就像其他的社会新发明，会心团体很少被试用
在有张力的情况中。如果未来要能够成功地处理这些冲突，那么会心
团体就需要扩大它的实用性。我知道我们的工作人员已经经历过许多
种紧张情况——种族间的争辩，劳资之间的纠纷，行政人员、老师及
学生之间的冲突——但公正地来讲，他们仍然只能算是试验期。问题
是，在未来的日子里，我们是否能在更多不同的紧张冲突的环境中尝
试应用这种方式？

对科学的挑战

　　在对未来的问题上，会心团体要对科学提出挑战。现在，我们生
活在充满众多强力、活力及精力的现象中。科学的进步与提高，常常
就是为了研究这些现象发生的原因。但是，我要问的是，我们能不能

发展一种"人性科学"，以便研究在会心团体中所产生的那些充满动力的微妙状况？至今，依我来看，人们很认真很努力地在做研究和调查，但是，这些只代表了他们脆弱而跟不上时代的企图。许多研究结果看似很有分量，但实际上却是一点意义也没有。人们所碰到的挑战是，必须发展一种"现象的人类科学"（Phenomenological human science），以便能更实际地对人类活动的领域，作一个真确的说明。

这个梦想如何才能实现呢？我没有答案，但是我可以提出一个建议，那就是假如我们将每一个研究对象当成"调查者"，也就是说让他成为"共同"研究者（co-researcher），而不是仰赖所谓的研究者来调查在被研究者身上所发展的变化。用一般的研究方法来做研究时，一旦被研究者成为"心理调查"的对象，从那时起，他就会开始发展出自己对此研究目标的幻想。之后，随着他的特性及对研究员的感受，他或者合作，以帮助研究员得到他们想要的结果，或者不合作，以使研究失败。现在已经有大量研究材料证明了这一点。所以，为什么不让被研究者成为研究小组的成员呢？

现在，我将介绍一下我所"想像"的一种方式，以便使会心团体的经验及个人改变的过程，可以更深地或更人性地被研究与学习。

首先，将一群没有任何会心团体经验的人聚在一起，然后明明白白地告诉他们，除了要他们去体验这个会心团体外，也要将他们列为研究小组成员，以帮助我们更多地了解会心团体是怎么回事。在每天聚会时，或是在一天结束之时，每个人都会被问及两个问题。他们要在私下用简短的语言将回答写下来。问题的次序大概是：（1）你现在的感受、反应、自我态度及行为，与你在聚会开始时是否完全一样？如果是，就请简短地回答"是"；如果你觉察到有些不同，无论这个不同的程度是大是小，请尽可能地形容它，并且告诉我们你认为这个改变为何会发生？其原因是什么？（2）你觉不觉得这个团体与一开始的情况一样？如果是，就回答"是"；如果你觉得此团体有些改变，请尽可能描述一下这个改变，并说一说你认为改变的原因。

一个研究者会立刻对这些资料作最初的分析，以便了解在个人或

166

团体方面，是否有相似或相反的主题出现。在会心团体的最后一天，这些有关改变的中心主题或无改变的反馈，会公布给学员，让他们自由讨论。我相信，通过这些步骤，我们对团体的改变，会比现在有更多的了解与洞见。

或许有人会说"这不是科学"，但我并不会受这种说法的干扰，因为任何调查，只要是无偏见，可以交流，可以重复，它们就是科学。我相信，如果我们能很诚意地、全心地将这些被研究人员视为我们的研究伙伴，他们的洞察力与能力，会帮助我们更多地了解及学习人类的神秘性。

当然，我不是说这种方法就是唯一的方法，但是它的确是我们正在发展的一个更适合了解人类科学的途径。

哲学上的价值

会心团体不断强调"活出一个人的生活及当下感受"的重要性，

167 是有一个很深刻的"存在性"隐含意义的。这种"存在性"的特质，清楚地反映了我们现在发展着的哲学思考及实际生活，它表达出马斯洛（Maslow）、梅（May）、齐克果（Kierkegaard）以及布伯（Buber）这些先行者的思想理念。它与目前的舞台戏剧产生共鸣，譬如舞台剧"头发"（Hair），该剧在演出时鼓励观众在观赏的同时也亲自上舞台与演员们互动并参与的做法。显而易见，这个世界是依着存在主义哲学的理念而走的。我虽然不能全然自信地说会心团体有多么大的能力，可以成为主要的大功臣，但是它的确能够在这方面作一些贡献。

最后，我要说的是，这种团体在未来的社会中，应该可以帮助我们更清楚地、并更加深入地了解人类所拥有的价值。那就是，什么是人类的模式？什么是人格的发展目标？什么是人类最高、最有品质的特点？我确信，这整本书非常明显地强调，在一个自由且有他人帮助带动的气氛中，团体的成员能够慢慢地变得更自在、更有弹性，更亲近自己的感受，更能开放自己，并且在与他人的关系中，能够越来越表达出与他人的亲密。这种人，似乎就是我们在会心团体中所看到的成长结果。然而，这种典范却与许多宗教、文化及政治的观点截然相反，可能对我们这个社会的一般人来说，并非是一个理想的发展目标。这是一个值得我们面对未来时正视的问题。

结论

我相信，这一章对于任何形式的强化团体（Intensive Group）的经验，无论是对现在或是未来，都有很深的意义，那些认为会心团体只是暂时的、影响很小或是会很快消失的人，恐怕要重新思考了。面对充满问题的未来，强化团体所需要考虑的，并有深刻意义的，就是"改变"（Change）。这种改变，可以发生在个人身上，发生在机构上，发生在国际冲突上，发生在我们的哲学思想上，发生在我们的价值上，以及发生在我们对自己的形象上等等。至于它未来的动向，无论是更好，还是更坏，对我们都将有非常深远的影响。

168

索 引

（此页码为原书页码，即本书边码）

译后记

　　罗杰斯是我的偶像，虽然未见过面，但却神交已久，在我的心理辅导的专业生涯中，无时无刻不受他的影响。我常常会问自己，如果现在是罗杰斯在面对这样的一位来访者（client），他会怎么做。只要是他的书，我基本上都看过，甚至还将他的人性论与中国哲人梁漱溟先生的观点做过比较，成为我的第二个硕士论文。

　　团体，Group，在国外早已流行，比中国早了几十年。它的形式多种多样，它的名称也因团体举办的性质而有差异。罗杰斯最为有名的就是会心团体（Encounter Group），而且在世界上影响很大。他与美国总统吉米·卡特甚至一起用这种技术，帮助以色列与埃及达成了和平协议，可见它的力量是非常大的。

　　我自己在学习成为一位专业的心理辅导工作者过程中，也曾经参加过许多种不同的团体，有支持团体、治疗团体、挑战团体、自我认识团体及成长团体（Group Process）等，每个团体都使我获益良多。我虽然没有参加过会心团体，也不清楚它完全的内容，但是在参加成长团体的过程中，我发现它与罗杰斯的会心团体有着惊人的相似之处。原来我所属的成长团体，所用的课本是由 Scott Peck 所写的 *The Different Drum*，中文草译为《不同的鼓》。Peck 是一位至少从其文章中看来，比罗杰斯较复杂的作者，其成长团体的目的，也是为了帮助人活得更自然与真实。从目的上来看，罗杰斯的会心团体，也与 Peck 没有什么两样，而他的"会心团体"这本书，就比较通俗易懂，因此我决定将它翻译成中文，以帮助中国心理辅导专业人员的工作。

　　在翻译的过程中，我再次感受到罗杰斯的真实与平易近人，让我真是心神向往。我也多么希望自己能像他一样活得自在与踏实。现在，我自己也在带领一个团体，你说是成长团体也好，是会心团体也好，都无关紧要。我常常想着，如果现在罗杰斯在这里，他会怎么做，无形中他给了我很大的支持。

我谢谢他对我几十年的心理辅导工作的帮助，相信在未来，他也能为更多的朋友带来有益的影响。在此，我要谢谢他的女儿、也是我的好朋友娜塔莉·罗杰斯（Natalie Rogers）给予我们出版的权利，也谢谢李绍昆教授在中国传播人本心理学的努力及中国人民大学出版社对出版此书的大力支持。当然，最重要的是谢谢读者们欣赏罗杰斯对世界上"团体运动"发展的投入，并愿意接受他在各位的生命旅程中陪伴一程。

另外，在我的翻译上，也必须在此说明两点，一个就是由于我出生在台湾，在那儿完成了高校的教育，并且在美国多年完成了硕士及博士的培育，因此我的遣词用句深受那些文化的影响。第二点，就是有关翻译的技巧与理念也与许多人不同。翻译有死译、直译、意译与神译。美国有一位人文学家托玛斯·默登（Thomas Merton），他一生写了十多本书，对庄子特别欣赏，想要将《庄子》一书翻译成英文，然而不懂中文的他该怎么办呢？经过他的好朋友，也是国际知名学者吴经熊博士的帮助，默登心领神会，将《庄子》一书的精神完全透彻地传递给了读者。此为神译。这本《庄子》在美国流传非常广泛。当然，除了默登的榜样之外，我也很尊重主编李绍昆博士的意见，毕竟，他是这套世界心理学名著的主编，他也嘱咐我要意译与神译，因为死译与直译会使全文死板僵化。在他的支持下，我与责任编辑龚洪训达成了协议，虽然达不到默登神译的境界，但也尽量做到直译与意译的程度。在后记中做一说明，以免有些读者在参看原文时，产生疑问。

张宝蕊

2005 年 10 月 13 日于武汉

图书在版编目（CIP）数据

卡尔·罗杰斯论会心团体/（美）罗杰斯著；张宝蕊译.
北京：中国人民大学出版社，2006
（当代世界学术名著·心理学系列/李绍昆主编）
ISBN 978-7-300-06982-1

Ⅰ．卡…
Ⅱ．①罗…②张…
Ⅲ．①精神疗法-研究②人间交往-研究
Ⅳ．R749.055

中国版本图书馆 CIP 数据核字（2005）第 141048 号

当代世界学术名著·心理学系列
主编 李绍昆

卡尔·罗杰斯论会心团体

［美］卡尔·R·罗杰斯 著
张宝蕊 译

出版发行	中国人民大学出版社	
社 址	北京中关村大街 31 号	**邮政编码** 100080
电 话	010 - 62511242（总编室）	010 - 62511770（质管部）
	010 - 82501766（邮购部）	010 - 62514148（门市部）
	010 - 62515195（发行公司）	010 - 62515275（盗版举报）
网 址	http://www.crup.com.cn	
经 销	新华书店	
印 刷	固安县铭成印刷有限公司	
开 本	720 mm×1000 mm 1/16	**版 次** 2006 年 1 月第 1 版
印 张	10.75 插页 3	**印 次** 2024 年 12 月第 6 次印刷
字 数	145 000	**定 价** 39.80 元